착각이 만들어낸 불안

# 불안 장애

정문경 저

***불안***이란 ***무엇***일까?

왜 우리는 ***자주 불안***한 것일까?

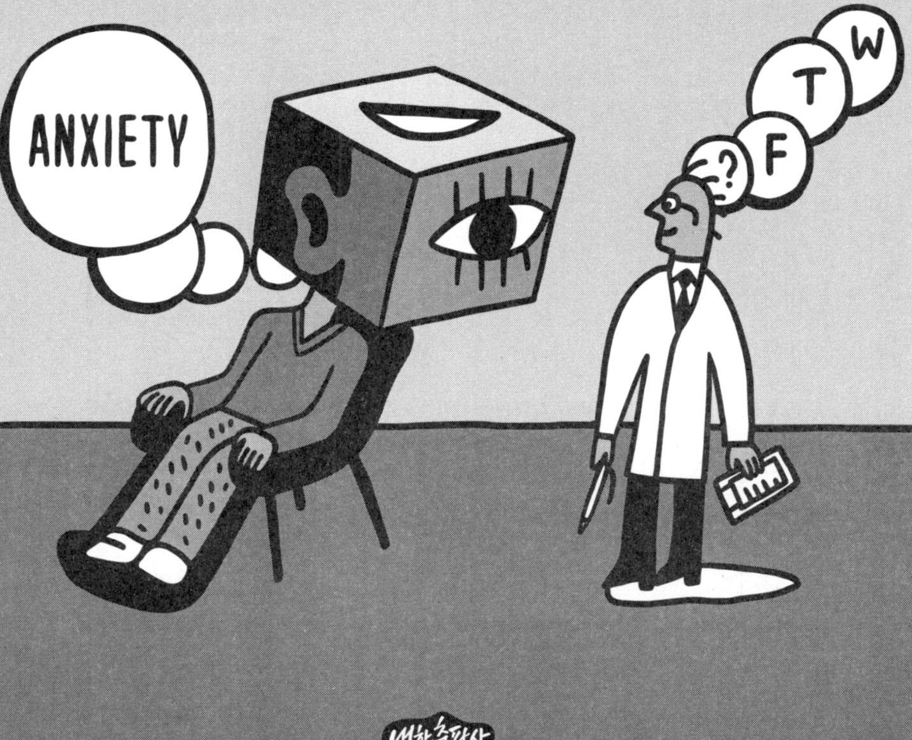


내하출판사

# [ 프롤로그 ]

부동불안(free-floating anxiety), 프로이트에 의하면 모든 대상에 그대로 달라붙을 준비가 되어 있는 불안. '기대 불안'이라고도 불리는데 이런 불안을 느끼는 사람들은 모든 가능성들 중에서 제일 끔찍한 경우를 예상하며 살아간다. 모든 우연은 불길한 조짐이고, 모든 불확실성은 두려운 것이다. 기대불안 수준이 높은 여성은 남편이 기침을 할 때 자신이 미망인의 모습으로 남편 장례식장에 서있는 장면을 상상하기도 한다. 기침을 한다는 건 기관지나 폐에 문제가 있는 것이고, 폐에 문제가 있다는 건 폐에 악성 종양이 있을지 모르는 상황이기 때문이다. 응급실로 남편을 옮겨 진료를 서둘러도 이미 폐는 손을 쓸 수 없이 손상된 상태일 것이니 수 일만에 남편이 임종하는 장면은 예상이 가능한 것이다. 이 정도로 심하지는 않을지라도 불행을 예상하는 성향은 많은 사람에게서 발견할 수 있다.

특히, 범불안장애가 있는 사람들은 다양한 상황에서 만성적으로 불안하고 과도하게 걱정을 하며 생활한다. 불안해할 만한 특정한 대상이 없어도 생활 전반에 관한 다양한 주제들이 걱정스럽기에 이들에게 세상은 매우 위협적이다. 장애수준에 이르지는 않아 현실적인 적응에 어려움은 없지만 나도 일반화된 불안장애라 할 수 있는 범불안증을 오래 전부터 겪어 왔다. 사소한 불길한 조짐을 볼 때 끔찍한 결말을 상상하는 과정이 어렵지 않다. 얼마 전에도 신문 사설의 'D의 공포 우려, 차이나 리스크'를 'D의 공포, 우크라이나 리스크' 헤드라인으로 잘못 읽고는 사설 내용에 우크라이나 관련 기사가 없는 걸 의아해하는 일이 있었다. 사설 전문을 중간쯤 읽어갈 즈음에야 '우려, 차이나'를 '우크라이나'로 잘못 읽은 걸 알아차렸고, 그 날 하루는 나의 인지기능을 걱정하며 보낸 일이 있다. 당연히 '치매' 걱정이 하루 종일 따라다닌 것이었다. 걱정 좀 내려놓고 살라는 남편에게 "나는 오장육부말고 불안이라는 장기 하나가 더 있는 거 같아. 떼어버리고 싶은데 떼어버릴 재간이 없네"라며 우스갯소리를 했던 기억이 있다. 그런 나에게 실제 공포스러운 일이 일어나면 어떠했을까.

2015년 9월 3일 늦은 밤을 잊을 수 없다. 거실에 앉아있던 남편이 '억' 소리를 내어 나가보니 남편은 바닥에 엎드러져 있었다. 급히 응급실로 옮겨졌고, 남편의 증상이 뇌경색으로 인한 것임을 알게 되었다. 이 후 두 번 더 남편은 어지럼증을 호소하며 쓰러져 응급실에 실려 갔고, 세 번째 뇌경색이 왔을 때는 결국 운동신경이 끊어져 몸의 좌측이 전부 마비되는 손상을 갖게 되었다. 생명의 위협이 있는 치명적인 부위의 뇌경색인지라 남편의 입퇴원을 지켜보는 내내 죽음의 두려움과 공포감에 마음을 진정시키기 어려웠다. 벌어지는 모든 상황이 통제를 벗어나 있었고, 특히, 출렁이는 나의 마음을 어찌하기 어려웠다. 남편의 죽음이 임박했을지도 모른다는 사실이 가슴을 짓누를 때 이루 형언하기 어려운 불안감이 몰려와 심장이 오그라들고, 머리 끝에서 발 끝까지 조여들었다. 극심한 불안감 때문이라는 걸 알고 있었고, 사람의 마음을 공부하는 입장에서 그러한 감정이 정상적인 것이라는 걸 이해하고 있었지만 불안감과 함께 동반되는 여러 가지 감각들이 여간 불쾌한게 아닌지라 빨리 사라졌으면 하는 마음만이 간절했다. 카렌 호나이에 의하면 심각한 불안이야말로 인간이 경험할 수 있는 가장 심한 고문인지라 불안 발작을 아프게 경험한 사람들은 그런 경험을 또 하느니 차라리 죽는 게 낫겠다고까지 말한다고 하였다. 죽고 싶을 만큼 불안했지만 쓰러진 남편을 두고 죽을 수는 없지 않은가.

걱정, 불안, 공포감들이 한꺼번에 몰려오는 여러 일들을 겪으면서 이러한 감정들에 대하여 좀 더 이해하고 싶었다. 남편이 투병생활을 하는 내내 남편을 지켜보는 나는 불안이라는 감정과 싸워야했는데 문득 이 불안이라는 감정이 꽤 오랫동안 내면에 있어왔다는 생각이 들었다. 어쩌면 아주 어린 시절부터 잠재되어 온, 늘상 갖고 있던 그런 감정이 아닌가하는 생각도 들었다. 돌아보니 나는 어릴 때부터 외출하신 부모님이 늦으시면 혹시 사고가 난 건 아닐까, 배가 아프면 큰 병이 난 건 아닐까, 공부한 내용이 기억이 안나면 이번 시험은 망칠지도 몰라 등등 아주 사소한 일상생활부터 시작하여 다소 묵직한 일까지는 불안이라는 감정으로 반응해오고 있었다. 심지어 어떤 경우는 아무 일도 일어나지 않은 상황에서까지 이유를 알 수 없는 불안감에 휩싸이기도 하였었다.

불안과 연관된 여러 기억과 생각들을 떠올려보니 불안은 오래 묵어있던 친숙한 감정이었다. 내게 마음이 있는 한 불안은 있을 것이고, 생각을 할 수 있는 한 불안은 동반될 것이다. 그렇다면 불안감을 사라지게 하기 위해 불안과 싸우거나, 불안을 느끼지 않기 위해 회피하기보다는 내가 느끼는 불안이 무엇이고, 어디서 왔는지, 불안을 조절하는 방법이 무엇인지를 이해하면 불안과 잘 동행할 수 있지 않겠는가.

프로이트는 불안이 인간에게 원초적이고 본능적인 일차 감정이라고 하였다. 이는 불안이 인간이라면 누구나 느낄 수 있는 감정임을 의미한다. 하지만 위험상황에서 누구에게나 나타나는 감정이라고 해서 불안에게 면죄부를 주지는 않는다. 위험이 느껴질 때 심장박동이 빨라지고, 호흡이 가빠지고, 장기의 혈관이 수축하여 위가 거북하게 느껴지는 상태를 경험해보지 않은 사람은 없을 것이다. 우리가 불안을 느낄 때 일어나는 신체반응들은 누구에게나 나타날 수 있고, 위험이 임박할 때 나타나는 불안은 정상적이라고도 할 수 있다. 하지만 막상 이러한 불안 감정이 느껴지고 신체적인 증상이 나타날 때 그런 상태를 지속시키고 싶은 사람은 한 사람도 없다. 불안감은 아무리 누구에게나 나타날 수 있는 정상적인 정서라고 할지라도 일단 경험이 되면 피하고 싶고, 없애고 싶고, 실체를 파악해야 마음이 놓인다. 그래서 상담실에 오는 많은 내담자들이 가장 많이 호소하는 문제 중의 하나가 불안감인 것이다.

불안이라는 정서를 이해하고 조절할 수 있으면 불안감과 함께 살아가는 삶을 덜 고통스럽게, 더 적응적이게 살아갈 수 있을 것이다. 이 책은 누구나 느낄 수 있는, 그러나 어느 누구도 환영하지 않는 마음의 동반자, 불안에 대한 책이다. 특히, 불안 감정을 유발하는 합리적이지 않은 믿음, 즉 마음의 착각에 주의를 기울이고 여러 모양의 착각이 불안을 유발하는 다양한 사례를 제시하며 불안을 이해하고자 한다. 스토아 철학에서는 '정신적인 고통의 원인은 비논리적인 믿음'이라고 하였고, 세익스피어는 햄릿의 입을 통해 "좋은 것도 나쁜 것도 존재하지 않는다. 생각이 그렇게 만들 뿐"이라고 하였다. 정신의학자이자 인지신경과학자인 제프리 슈워츠와 레베카 글래딩이 쓴 '뇌는 어떻게 당신을 속이는가'에서는 우리의 관점과 행동이 뇌의 거짓말에 오염이 되어 있어서 대부분의 사람들이 뇌의 거짓말에서 빠져나와야 자신의 삶을 살 수 있다고 한다. 마음이 만드는 착각이건, 뇌가 지어낸 거짓말이건 불안의 원천에 논리적으로 다가가서 불안을 일으키는 마음의 속성을 파악하게 되면 불안이 그닥 좋은 것도 나쁜 것도 아닌 그저 스쳐 지나가는 여러 감정 중 하나라고 느껴질 수 있으리라 기대한다. 착각에서 벗어나거나 뇌가 끊임없이 지어내는 거짓말에 더 이상 속아 넘어가지 않을 수 있다면 불안의 늪에 빠져 허우적대기보다 불안이라는 괴물을 달래며 일상의 삶을 살아갈 수 있을 것이다. 불안의 감옥에 갇힌 죄수로 살아갈 것인가, 불안을 관리하는 간수로 살아갈 것인가? 선택은 우리에게 달려있을 것이다.

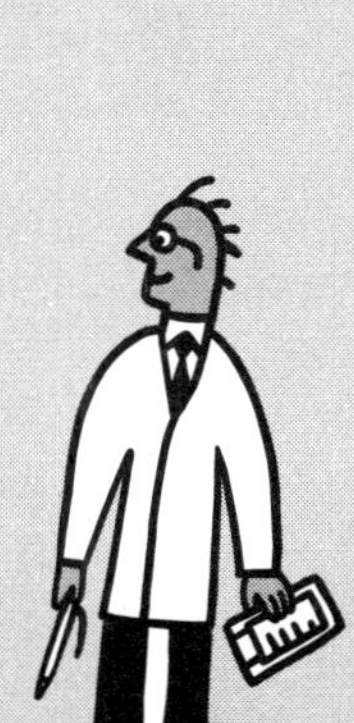

# [ 차례 ]

# [ 불안장애의 개요 ]

불안이란 무엇일까? 왜 우리는 자주 불안한 것일까? 불안하지 않을 수는 없을까? 불안이라는 감정이 유쾌하지 않기에 우리는 불안의 원인을 파헤쳐서 불안을 사라지게 하고 싶어 한다. 그러나 불안을 느끼는 것은 인간에게 근원적인 보편적인 현상이고, 불안이란 위험 상황에 대비하고 대처하게 하는 반응이기 때문에 없어서는 안되는 유용한 감정이다. 불안은 때로는 유용하고, 때로는 병이 되는 양면성을 갖고 있기 때문에 불안을 이해하기가 쉽지 않다.

불안의 영단어인 anxiety는 라틴어 "anxietas"에서 유래하는데, 이 단어의 어근은 고대 그리스어인 "angh"이다. "angh"는 고대 그리스어에서 "짐을 짊어진", "고통을 겪는"의 의미로 쓰여진다. 일상생활에 따라다니며 불편한 감각으로 고통스럽게 하는 불안의 성격을 잘 보여준다. 불안이라는 단어의 역사만큼 오랫동안 불안은 인류와 함께 하였지만 불안의 정체가 대중에게 알려지게 된 것은 20세기 초 지그문트 프로이트에 의해서라 할 수 있다. 프로이트는 정신적 문제의 근원을 불안으로 보았고, 불안이야말로 인간의 마음을 이해할 수 있는 열쇠라고 여겼다. 병적인 불안의 무의식적인 측면을 강조한 프로이트와 달리 실존주의에서는 보다 의식적인 인간의 삶의 필수조건으로서의 불안에 초점을 맞추었다.

어떠한 견해이든 불안은 인간 내면에 깊이 자리한 정상적이면서도 불쾌한 감정임에는 이견이 없다. 불안은 일상생활에서 느낄 수 있는 정상적인 감정이다. 대부분의 사람들은 어느 정도의 걱정거리를 안고 살아가면서 초조하거나, 스트레스를 받거나, 막연한 두려움을 경험한다. 혼자 걷고 있는 어두운 골목길에 낯선 사람이 따라온다고 느껴질 때 경계심을 갖게 되는 건 전혀 이상하지 않다. 엘리베이터가 갑자기 멈췄을 때 두렵고 공포스러운 경험을 병적이라 할 수 없다. 중요한 시험을 앞두고 긴장하지 않으면 빈둥거리면서 준비를 미루게 될 것이다. 불안이 없다면 앞으로 나아가려 하지 않는 인간의 본성 때문에 키에르케고르는 성공적인 삶을 위해 불안이 필수라고 믿었다. 하지만 현존하지도 않고, 절대 일어나지도 않을 뭔가에 대하여 걱정하면서 고통스러워하고 일상생활이 방해를 받는다면 불안은 골칫거리가 된다.

불안은 여러 가지 신체증상을 동반하기 때문에 불쾌한 감정이다. 불안을 느끼게 되면 심장박동이 빨라져 가슴이 두근거리고, 숨 쉬기 어려워 어지럽기도 하며, 손발이 저리고 체한 느낌도 들고 복통과 두통이 나타나기도 한다. 이런 경험이 심하다 싶으면 통제가 불가능하게 느껴져 미치거나 죽을 것 같은 공포에 압도될 수도 있다. 구체적인 유발원인이 있어서 이런 불안을 느끼기도 하지만 뚜렷한 이유 없이 불안 증상이 나타나는 경우도 있다. 아니면 특별한 대상과 상황에서만 이런 증상이 나타나기도 한다. 불안 증상이 반복되다보면 증상 자체가 공포의 대상이 되기도 한다. 인간에게는 생존과 관련한 본능적인 방어 시스템이 있기 때문에 증상을 위협으로 감지하게 되면 방어 시스템이 가동하게 되며 이 시스템이 과도하게 오작동될 때 부적절한 행동이 유발될 수도 있다.

이상심리에서 불안장애라고 부르는 경우는 구체적인 상황과 관련된 정상적인 반응으로서의 불안이 아닌 과도하고 신경증적인 불안으로 일상생활에 큰 지장을 주는 불안반응과 관련이 있다. 이상심리학에서는 불안장애를 다양한 형태의 비정상적, 병적인 불안과 공포로 인하여 일상생활에 장애를 일으키는 정신 질환으로 정의한다. 미국 정신의학회(American Psychiatric Association, APA, 2022)에서 발간하는 정신장애 분류체계인 『정신장애의 진단 및 통계편람(Diagnostic and Statistical Manual of Mental Disorders, DSM-5-TR)』에 의하면 불안장애에는 과도한 공포, 불안 및 이와 관련된 행동 장해의 특징들을 공유하는 질환들이 포함된다. 공포가 즉각적인 위험에 대한 생각이나 도피 행동과 관련이 있고, 불안은 미래의 위험에 대한 준비나 회피 행동과 관련이 있다는 점에서 다른 측면이 있다. 공포와 불안의 수준은 회피 행동을 통해 감소되지만 이를 유발하는 대상이나 상황의 유형에서도 서로 다르다. 따라서, 불안장애에 속하는 장애들은 내담자들이 두려워하거나 회피하는 상황, 그리고 이와 관련된 생각이나 인지적 내용을 면밀히 검토하여 구별해야 한다.

DSM-5-TR에서는 불안장애의 전형적인 발병 연령에 따른 순서로 질병들을 배열하여 불안장애의 하위유형을 제시하고 있다. 불안장애의 하위유형은 분리불안장애, 선택적 함구증, 특정 공포증, 사회불안장애, 공황장애, 광장공포증, 범불안장애 등으로 세분된다. 이 책에서는 불안장애의 하위유형을 DSM-5-TR에서 제시하는 진단기준과 임상적 특징을 토대로 각 하위유형의 장애가 유발되는 원인은 무엇이며, 어떠한 치료적 접근이 있는지의 순으로 기술하였다. 원인과 치료를 기술한 후 각 유형의 장애로 상담실을 찾은 내담자의 사례를 제시하였다. 대부분의 사례는 필자가 직접 상담 진행한 내담자 또는 필자의 가족이나 지인의 사례로 개인정보 보호를 위하여 이름과 성별, 직업, 사례의 내용 등을 각색하여 제시하였다.

사례에 등장하는 내담자들의 이야기를 들여다보면 이들이 겪는 어려움은 우리들 모두가 겪는 어려움과 크게 다르지 않음을 발견할 수 있을 것이다. 그러기에 사례를 통해 우리 내면에 도사리고 있는 불안을 이해해 볼 수 있지 않을까 싶다. 상담실에 찾아오는 내담자들의 이야기가 아닌 일상을 살아가는 우리들의 이야기로 말이다.

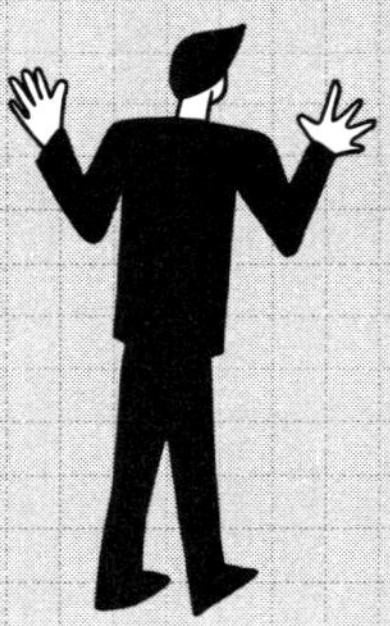

• 제 1 장 •

# 분리불안장애

분리불안장애(Seperation Anxiety Disorder)는 주요 애착 대상으로부터의 분리에 대한 과도한 불안이나 공포를 특징으로 한다. 이러한 증상들은 대부분 어린시절에 발생하여 어린이나 청소년에게서 나타나지만 소아 분리불안장애의 병력이 없는 성인들에게서도 나타날 수 있다.

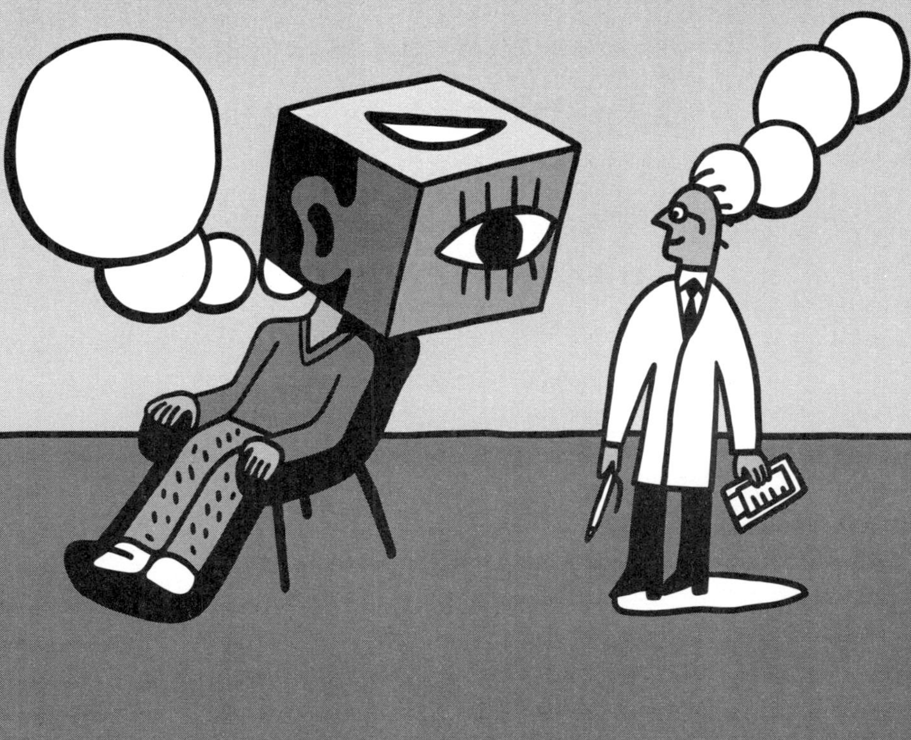

# 1. 진단기준과 임상적 특징

**분리불안장애의 진단기준**(DSM-5-TR)

A. 주요 애착 대상으로부터 분리되는 것에 대한 불안이 발달수준에 비해 부적절하게 지나친 정도로 나타나며, 다음 중 3가지 이상의 증상이 나타난다.

(1) 주요 애착대상이나 집을 떠나야 할 때마다 심한 불안과 고통을 반복적으로 경험한다.

(2) 주요 애착대상을 잃어버리거나, 애착대상에게 질병, 부상, 재난 혹은 사망과 같은 해로운 일이 일어날까 봐 지속적이고 과도하게 걱정한다.

(3) 애착대상과 분리될 수 있는 사건들(예: 길을 잃음, 납치당함, 사고를 당함, 병에 걸림, 죽음)에 대해 지속적이고 과도하게 걱정한다.

(4) 분리에 대한 두려움 때문에 밖을 나가거나, 집을 떠나거나, 학교에 가거나, 직장 또는 그 외의 장소에 가는 것을 지속적으로 꺼리거나 거부한다.

(5) 혼자 있게 되거나 주요 애착대상 없이 집이나 다른 장소에 있는 것에 대해 지속적으로 과도한 공포를 느끼거나 꺼린다.

(6) 집을 떠나 잠을 자거나 주요 애착대상이 근처에 없이 잠을 자는 것을 지속적으로 꺼리거나 거부한다.

(7) 분리의 주제를 포함하는 악몽을 반복적으로 꾼다.

(8) 주요 애착대상으로부터 분리되거나, 분리가 예상될 때 두통, 복통, 메스꺼움, 구토 등과 같은 신체증상을 반복적으로 호소한다.

B. 공포, 불안, 회피와 같은 반응은 아동·청소년의 경우 4주 이상, 성인의 경우 전형적으로 6개월 이상 지속되어야 한다.

C. 이러한 장해는 학업적, 사회적, 직업적 또는 다른 중요한 기능 영역에서 임상적으로 심각한 손상을 초래한다.

D. 이러한 장해는 다른 정신장애에 의해서 더 잘 설명되지 않는다. 즉, 장해가 자폐스펙트럼장애에서 변화에 대한 저항 때문에 집 밖에 나가는 것을 회피하는 것, 정신병적 장애에서 분리에 대한 망상이나

환각이 있는 경우, 광장공포증으로 인해 믿을 만한 동반자 없이 밖에 나가기를 거절하는 경우, 범불안장애에서 건강 문제나 다른 해로운 일이 중요한 대상에게 생길까 봐 걱정하는 것, 질병불안장애에서 질병에 걸릴까 봐 걱정하는 것과 같은 다른 정신질환으로 더 잘 설명되지 않는다.

### ▶ 임상적 특징

어린아이가 부모에게서 떨어지는 것을 두려워하는 것은 자연스러운 모습이다. 부모와 붙어있기 위해 떼를 쓰거나, 칭얼대는 아이를 병적이라고 할 수는 없다. 그러나 아이가 성장하면서 적당한 나이가 되면 부모와 떨어져도 크게 놀라거나 불안해하지 않게 되며, 오히려 자기 스스로 부모를 떠나려 하게 된다. 분리불안장애(Separation Anxiety Disorder)는 아동이 발달단계에 맞지 않게 부모를 포함한 주요애착대상으로부터 떨어지는 것을 지나치게 두려워하거나 불안해할 때 진단을 내릴 수 있다.

분리불안장애는 인간의 발달단계 중 특히 아동기와 매우 밀접한 관련이 있다. 분리불안장애를 지닌 아동들은 부모가 옆에 있지 않거나 자신이 혼자 남게 되면 부모나 자신에게 무엇인가 안 좋은 일이 일어날 거 같아 공포스러워하고 불안해한다. 그래서 아동은 반복적으로 부모의 존재를 확인하려 하며, 부모에게 매달리고, 두통이나 복통, 구토 등의 신체적 증상을 호소하며 부모가 자신을 떠나지 못하게 한다. 아동은 잠자리에 드는 시간에도 부모가 옆에 있지 않으면 안심을 하지 못하기 때문에, 부모가 옆에서 지켜주기를 반복적으로 요구한다. 아동은 잠을 잘 때에도 부모가 자기를 떠나거나, 부모나 자신에게 사고가 나는 등의 분리와 관련된 악몽을 많이 꾸게 되어, 꿈을 무서워하거나 자면서 비명을 지르는 일이 자주 발생하게 된다.

분리불안장애를 지닌 아동이 학령기에 도달하였을 때 분리불안은 등교 거부로 나타나게 된다. 아동은 부모로부터 분리되는 공포와 두려움 때문에 학교에 가는 것을 두려워하고 집을 떠나기 싫어한다. 때문에 아동은 학교에 갈 시간이 되면 머리 또는 배가 아프거나, 슬픈 기분이 느껴져 칭얼 대고, 울고 떼를 쓰기도 한다. 이러한 증상을 겪게 되기 때문에 아동은 잦은 결석을 하게 되며, 또래와의 놀이 또는 학업에 집중하기 어려운 상황이 되어 저조한 학업 성취와 사회적 고립을 겪게 된다.

분리불안장애가 있는 아동이나 성인들은 주요 애착 대상에게서 분리되었다고 느껴질 때 사회적 위축감, 슬픔, 또는 놀이나 일에 집중하기 어려워할 수 있다. 연령에 따라 강도, 도둑, 납치, 사고, 심지어 동물이나 괴물 등 자신이나 가족들에게 위험을 줄 것이라 생각되는 상황에 대해서도 두려워한다. 아동이 분리 상황에 예민해있는 경우 분리를 시키려는 사람에게 분노하면서 공격성을 표출할 수도 있다. 분리불안장애는 12세 미만의 아동에서 가장 흔한 불안장애의 유형이지만 성인기에도 나타날 수 있다. 특히, 아동기의 분리불안장애가 적절히 치료가 되지 않으면 성인기에 지속이 될 수 있다.

성인기 분리불안장애는 자녀나 배우자에 대하여 과도한 염려를 하거나 그들과 떨어지는 것에 대해 고통스러워하고, 직장에 가는 것을 두려워하는 행동으로 나타날 수 있다. 분리불안장애가 있는 성인의 경우 과도하게 의존적이거나 부모가 된 경우에는 자녀를 과잉보호하는 모습으로 나타날 수 있다. 이들은 주요 애착 대상의 행방을 확인하기 위해 끊임없이 문자 또는 전화를 할 수도 있는데 이러한 과도한 요구로 가족 내 갈등과 불화를 초래하기도 한다.

### ▶ 유병률

분리불안장애의 유병률은 아동의 경우 1년 유병률이 4% 정도이며, 미국 청소년의 경우는 1.6%이고, 미국 성인들의 경우 1년 유병률은 0.9~1.9%이다. 이처럼 분리불안장애는 비교적 어린 연령에서 발생하여 청소년이나 성인이 되면서 점차 유병률이 감소한다. 임상장면에서 남녀의 유병률이 비슷하지만 남자아이에 비해 여자아이들이 장애의 영향을 더 받는 것으로 나타났다.

# 2. 원인

## 1) 어머니의 분리불안

분리불안장애는 아동의 기질과 인지행동적 요인, 그리고 부모의 성격과 양육태도, 애착관계와 같은 불안정한 가정환경에서 비롯된다고 볼 수 있다. 아동의 기질적 측면에서 볼 때 까다롭고 소심하며 예민한 기질을 타고난 아동은 행동억제(behavioral inhibition)의 경향을 보이게 된다. 행동억제란 새로운 환경에서 움추러 들고 두려움을 나타내며 위축되는 아동의 행동을 말한다(Kagan, 1989). 이러한 기질의 아동은 어릴 때부터 낯가림이 심하고 부모에 대한 의존성이 강하여 부모로부터 떨어지는 것을 유난히 어려워한다.

이러한 경향의 아동을 양육하는 부모가 심리적으로 불안한 정서를 갖고 있다면 아동의 분리불안은 더욱 증폭된다. 부모

자신의 성격이 불안정하고 정서적으로 불안한 부모는 부모에게서 떨어지기를 무서워하는 아동을 지나치게 걱정하여 아동을 떼어 내지 못하고 곁에 두고자 한다. 부모 또한 무의식적으로 아동과 떨어지기를 두려워하기 때문에 부모는 아동을 과잉보호하고 아동에게서 눈을 떼기 어렵다. 이를 어머니의 분리불안이라고 한다(Hock, McBride & Gnezda, 1984). 어머니는 아이를 떠나보내는 것에 대하여 불안해하는데 이 때 일시적으로 슬픔, 근심, 불쾌감, 죄책감 등 분리와 관련된 불유쾌한 감정상태를 갖는다. 어머니의 분리불안은 대부분의 어머니들이 보편적으로 갖는 감정이라 할 수 있다. 아이가 생후 6개월 이내일 때 젊은 어머니들은 일시적으로 아이와 떨어져 있을 때 공허감을 느끼기도 하며, 아이를 가까이 두려는 욕구를 갖는다.

대상관계이론에서는 어머니의 분리불안이 어머니 자신의 유아기에 분리개별화가 되지 못한 결과라고 본다. 자녀를 낳아 기르면서 어머니는 자녀와 공생관계에 애착을 형성하여 만족한 상태에 있게 된다. 그런데 자녀가 발달하여 분리개별화를 이루려할 때 어머니는 자신의 분리개별화기에 잠재되어 있던 분리불안을 다시 겪게 된다는 것이다. 어머니의 높은 분리불안 수준은 자녀에게 의존하고 자녀와 공생하고자하는 욕구에 영향을 미치고, 자녀에 대한 과잉보호로 나타나게 된다.

### 2) 아동의 분리불안

분리불안은 어머니를 잃게 될지도 모른다는 두려움 때문에 어머니 또는 주 양육자가 시야에서 사라질 때 나타나는 공포 반응이다. Freud는 분리불안이 불안의 한 형태로 외부 위험에 대한 자연스럽고 합리적인 자기보존 기능의 표현이라 보았다. 아동은 어머니를 상실할지도 모른다는 위험을 느낄 때 자신의 욕구를 채우기 위해 타인을 의존하는 무기력한 반응으로 분리불안을 느끼는데 어머니가 아동에게 반응적으로 잘 대해 줄 수록 아동의 분리불안은 강해진다고 보았다. 즉, 어머니의 과잉보호가 아동의 분리불안을 유발한다고 본 것이다.

부모의 과잉보호는 아동의 독립성을 약화시키고 부모에 대한 의존성을 강화한다. 부모의 과잉보호 속에 성장한 아동은 부모에게서 떠나 혼자 있거나 새로운 환경에 가는 것이 더욱 힘들어지며 이러한 경향은 분리불안장애로 발전하기 쉽다. 부모의 불안에서 출발한 과잉보호와 같은 부적절한 양육행동과 함께 불안정한 애착관계는 분리불안의 원인이 된다.

Bowlby의 애착이론에 따르면 애착은 영아가 최초의 애착대상인 어머니와의 관계에서 형성되는 감정으로 주양육자와 형성하는 안정되고 친밀한 애착은 영아가 생존할 수 있도록 하는 중요한 초기 경험이다. 그런데 이러한 애착은 자동적으로 형성되는 것이 아니다. 애착은 어머니가 영아의 신호에 민감하게 반응하고, 영아가 그의 어머니가 어떻게 행동하는지를 배워감에 따라 점차적으로 형성이 된다. 만일 어머니가 정서적으로 불안정하여 영아들에게 반응하지 않거나 적절한 반응을 하는데 실패하면, 영아와 어머니 간의 애착관계는 취약해진다. 영아와 어머니와의 애착관계가 약해지고, 영아가 어머니의 도움이 필요하여 도움을 청했을 때 어머니가 즉시적이고 민감하게 반응할 것이라는 것을 영아가 믿기 어려워질 때 애착관계는 형성되기 어렵다(Bolby, 1969). 부모와 안정적인 애착관계를 형성하지 못하고 성장한 아동이 애착대상에게서 분리되면 애착대상을 상실하거나 애착대상에게서 버림받을지 모른다는 인지적 왜곡을 갖게 된다. 이러한 아동은 애착대상과 떨어져 새로운 환경에 혼자 있게 되면 두려움이 증가하여 위축되고 불안해하며 분리불안증상을 보이게 되는 것이다.

1세 전후에 유아가 낯선 사람에게 불안을 경험하는 것과 같이 주요 애착 대상으로부터 분리불안이 고조되는 기간은 초기 발달의 정상적인 현상으로 이 과정을 거쳐 안정적인 애착관계가 형성된다고 볼 수 있다. 따라서, 이러한 분리불안은 취학 전 아동기에도 발생할 수 있고, 아동기나 청소년기 동안 언제든지 발생할 수 있다. 분리불안장애가 악화되는 시기가 있는데 이는 부모의 질병이나 맞벌이로 인한 어머니의 직장 출근, 이사 또는 전학, 잦은 부부싸움, 동생의 출생과 동생에 대한 부모의 편애, 유치원이나 학교의 무서운 선생님과 같은 불안유발 사건 등으로 유발될 수 있다.

# 3. 치료

아동의 분리불안은 아동이 성장하면서 자연스럽게 사라질 수 있으나 시간이 지나도 지속되거나 증상이 심해지면 적절한 치료가 필요하다. 분리불안장애는 두통이나 복통, 악몽, 등교 거부증과 같은 신체증상을 동반하기 때문에 치료적 개입을 통해 불안을 감소시킬 필요가 있다. 아동을 치료할 때는 부모도 치료에 참여하도록 하는 것이 효과적이다. 부모는 치료 과정에서 아동이 부모에게서 떨어질 때 느끼는 불안을 수용해주고, 부모가 보이지 않는 것이 곧 이별을 의미하는 것이 아님을 대화를 통해 안심시켜야 한다.

분리불안장애는 행동치료, 인지행동치료, 놀이치료, 가족치료 등을 통해 호전될 수 있다. 행동치료에서는 아동이 부모와 떨어지는 상황에 점진적으로 노출시켜 부모에게서 분리를 두려워하지 않도록 유도하는 체계적 둔감법, 부모와 떨어져 혼자 잠을 자거나, 유치원이나 학교에 등교를 잘 하면 긍정적인 강화를 제공하는 행동강화법을 사용하여 분리불안이 감소하도록 한다. 또한 긴장이완 요법, 감정적 심상기법, 모델링과 같은 행동수정치료법은 행동치료에서 사용하는 기법들이다.

인지행동치료는 아동의 부정적이고 왜곡된 믿음과 생각이 아동의 불안을 야기한다고 가정하고 아동의 생각이 아동의 증상에 어떻게 영향을 미치는가에 관심을 갖는다. 따라서 인지행동치료에서는 아동과 함께 아동이 불안을 경험한 상황과 그러한 상황에서 떠올랐던 생각들을 이야기하면서 그러한 생각들의 비현실성을 아동이 인식하도록 돕는다. 아동은 치료자와의 대화에서 불안을 야기한 생각이 증상을 만들어낸다는 것을 발견하고 인지적 왜곡을 바로 잡을 수 있게 된다. 그러나 이러한 인지행동치료는 의사소통이 원활해야 가능하므로 학령기 아동들에게 적절하다.

언어표현능력이 미숙하여 의사소통이 원활하지 않은 아동들에게는 놀이치료가 효과적이다. 놀이치료를 통해 아동은 말로 표현하기 어려운 정서나 생각을 놀이를 통해 표출하면서 불안을 완화시킬 수 있다. 특히 아동과 부모가 놀이에 참여하는 가족놀이치료는 가족 상황에서 아동의 불안을 다루고, 가족의 상호작용, 정서조절, 문제해결에 접근하므로 아동의 분리불안장애를 치료하는데 지속적인 효과가 있는 것으로 나타났다 (Howard & Kendall, 1996).

# 4. 사례

**▶ 부모가 나를 버렸다는 착각**

초등학교 고학년인 A군의 부모님은 A군이 밤에 혼자 잠을 자지 못하고 부모님과 함께 자려고 할 뿐만 아니라 낮 동안도 방에 혼자 있는 걸 지나치게 무서워하는 것이 걱정스럽다. 어릴 때부터 유난히 엄마와 떨어지기 싫어하던 A군이 초등학교 고학년이 되었는데도 여전히 엄마와 붙어있으려고 하는 걸 보면서, 아들에게 해결해야 할 심리적인 문제가 있는게 아닌가 싶어 심리상담소를 찾게 되었다. 전문상담사와 상담을 하면서 A군의 어머니는 A군의 성장배경이 A군의 불안과 관련이 되어 있음을 이해하게 되었다. 맞벌이 부부인 A군의 부모님은 A군이 태어난지 얼마 안되어 지방에 계신 시부모님께 A군의 양육을 의탁하였다. 농사일로 바쁘셨던 시부모님은 젖먹이 아기인 A군을 혼자 방에 우유병을 물려둔 채 농사일을 하곤 하셨다. 혼자 우유병을 빨던 A군은 우유를 먹다 잠이 들곤 했으며, 배가 고프거나 기저귀가 축축할 때 울게 되면 돌봐주는 사람이 없어 혼자 울다 지치곤 했다.

유아기를 지나 어린이집을 보낼 수 있을 즈음 A군의 부모님은 A군을 집으로 데려와 양육을 하게 되었는데 이 때부터 A군은 부모와 떨어지는걸 심하게 두려워하고 불안감을 보여 A군을 어린이집이나 유치원에 보낼 때 부모님은 큰 어려움을 겪곤 하였다. 초등학교에 입학하면서 A군의 분리불안은 더욱 극심해졌다. 등교시간이 되면 A군은 꾸물대면서 등교 준비에 늦장을 부렸다. 맞벌이이신 A군의 어머니는 출근 시간이 촉박하여 A군을 강제로 등교를 시키곤 하였다. A군이 좀 더 성장하면 나아지겠지하면서 A군이 떨어지기 무서워할 때마다 A군을 혼내기도 하고, 윽박지르기도 하였던 부모님은 초등학교 고학년이 된 A군이 여전히 혼자 있는데 대한 공포를 심하게 느끼며 무서워하는 걸 보며 A군에 대한 걱정과 함께 A군을 좀 더 이해하고 지금까지와는 다른 방식으로 A군을 보살펴야하겠다라는 필요성을 느끼게 되었다.

전문상담사는 A군의 부모님과 A군의 성장과정에 대한 이야기를 나누고, A군 부모님께 분리불안의 원인과 증상이 어린 시절 양육환경과 관련이 있음에 대한 설명을 하였다. A군의 부모님은 A군이 부모와의 분리에 대하여 지나친 걱정을 하게 된 것을 깨닫고, A군이 느낄 수 있는 두려움을 공감적으로 이해하게 되었다. 부모님이 자신을 떠나 다시 돌아오지 않을 지도 모르고, 자기를 버릴 지도 모른다는 생각이 A군을 두려움에 휩싸이게 한다는 것을 부모님이 이해하고 부모님이 A군의 마음을 수용하는 공감적인 표현을 하면서 부모님과 A군의 관계에 새로운 변화가 생겼고, A군의 정서는 다소 안정이 되었다.

**▶ 원하는 대로 해주는게 사랑이라는 착각**

중학교에 입학한 C양은 입학한 지 채 한달도 되지 않아 등교를 거부하였다. 초등학교 시절에도 학교에 가면 늘 '머리가 아프다', '배가 아프다'라고 하며 결석을 하고는 하였지만 아예 학교에 가지 않겠다며 등교를 거부하기는 처음이다. 초등학생일 때도 엄마가 가는 곳이면 어디든 따라가고, 엄마가 옆에서 재워주지 않으면 잠이 들지 못하였다. 혼자 자도록 하는 날이면 어김없이 악몽을 꾸고 비명을 지르며 엄마를 찾아서 혼자 자도록 둘 수가 없었다. 중학생이 되면 나아지겠거니하며 C양이 원하는 대로 받아주며 C양이 하고싶어하는 대로 따라주던 어머니는 '학교에 가지 않겠다'며 침대에서 일어나지 않고, 식사도 거부하는 C양을 어찌할 수 없어 어머니가 상담실을 찾았다.

부족한 것 없이, 원하는 모든 요구를 들어주었는데 엄마로서 무엇을 잘못한 건지, 뭐가 문제인지 C양의 어머니는 모르겠다고 상담실에서 호소하였다. 상담자와 이야기를 나누면서 C양의 어머니는 사실 C양을 임신하였을 때 낙태를 진지하게 고민하였다고 하였다. 남편을 만나기 전 C양의 어머니는 사랑하던 남성이 있었지만 그 남성은 여러 가지 여건이 친정부모님의 기대에 미치지 못 하는 사람이었다. 어머니의 친정은 경제적으로 넉넉지 않고, 친정아버지의 사업이 기울 즈음이어서 친정 부모님은 돈 문제로 늘 다투고 이혼 위기까지 가고 있었다.

C양 어머니의 친척은 경제적으로 유복한 가정의 C양 아버지를 소개시켜 주었고, C양 어머니의 친정부모님은 C양 어머니가 사귀던 남성과 헤어지고 C양 아버지와 결혼을 하도록 종용하였다. C양 어머니는 의도치 않게 C양 아버지와 성관계를 하게 되어 결혼을 하기 전에 C양을 임신하게 되었던 것이다. C양 어머니는 사귀던 남성에 대한 미련을 버리지 못 한 상태였고, C양 아버지에 대한 이성으로서의 매력이나 관심이 없는 상태인지라 사랑하지 않는 남자와의 결혼만이 아니라 임신 조차 받아들일 수 없었다. C양 어머니는 C양을 낙태하고자 하였다. 그러나, 친정부모님의 강한 만류와 결혼을 통한 경제적인 안정을 외면하기 어려워 원치 않는 결혼을 하게 된 것이었다.

C양을 출산하였을 때 C양 어머니는 결혼생활이 불행하다고 느끼고 있었고, C양을 바라볼 때마다 'C양을 임신하지 않았더라면 결혼하지 않았을텐데'라는 원망과 후회가 밀려오곤 하였다. 자라나고 있는 C양을 볼 때마다 그런 원망과 후회는 커져만 갔다. C양 어머니는 자신의 소중한 딸을 사랑하기는커녕 미워하고 거부하고 있는 자신의 모습을 보며 마음을 바꾸려하였으나 어찌하지 못하였고, 그러한 마음은 C양에 대한 미안함과 죄책감으로 C양 어머니를 괴롭혔다.

C양 어머니가 자신의 죄책감을 내려놓을 수 있는 길은 C양이 하자는 대로 해주고, 사달라는 걸 사주고, 모든 요구를 들어주고, 옆을 떠나지 않고 C양의 시중을 들어주는 것이었다. '이렇게 하면 딸을 거부했던 마음을 감출 수 있을 거야', '누가 봐도 딸을 사랑하는 엄마로 볼 거고, 딸도 엄마가 자기를 사랑한다고 느낄 거야'라며 혼자 되뇌이곤 하였다. C양의 어머니에 대한 집착이 어머니에게서 비롯된 문제라는 인식을 하면서 C양의 어머니는 자신이 상담을 받게 되었고, C양이 어머니와의 관계에서 안정감을 갖을 수 있도록, 이제는 다른 방식으로 노력을 하게 되었다.

### ▶ 모두 내 탓이라는 착각

J군은 7세 경에 잠결에 일어나 잠이 들었던 방에서 부모님이 심하게 다투시면서 이혼하자고 하시는 얘기를 들었다. 어린 마음에 '엄마, 아빠 싸우지 마! 이혼하지 마!'라고 소리치고 싶었지만 말문이 막혔는지 소리가 입 밖으로 나오지 않았다. 부모님이 다투는 소리에 뭔가 안좋은 일이 일어날 거 같은 두려움이 느껴졌고, 무섭다는 생각에 두 눈을 꼭 감고 잠이 든 척, 들리지 않는 척 부모님 옆 이불 속에 꼼짝도 못하고 얼어붙어 있었다. 초등학교까지 밤마다 이런 일들이 자주 있었지만 그럴 때마다 J군은 몸이 굳은 채 부모님 옆에서 잠자는 척만 하고 있었다.

초등학교 3학년 즈음 어느 날 학교에서 하교하였을 때 어머니는 집에 계시지 않았고, 이 후 다시는 어머니를 볼 수 없었다. 어머니를 다시 보게 된 건 고등학교 졸업 즈음 어머니가 재혼남과 그 사이에서 낳은 동복 동생을 소개시키는 자리에서였다. 어머니가 무슨 이유로 재혼남과 낳은 자식을 보여주었는지 기억은 나지 않았지만 J군은 그 날 이후 어머니의 연락을 차단하고 다시는 어머니를 만나지 않으리라 결심을 하였다. 자신의 삶에서 어머니라는 존재를 지워버리고 영원히 잊으리라 마음 먹었다. 어머니가 떠난 이후 늘 어머니가 다시 돌아오길 기다렸는데 다른 아들의 엄마가 되어 나타난 어머니를 도무지 받아들일 수 없었던 것이다.

20대 초반의 J군이 상담실을 찾게 된 이유는 여성과 만나 연애를 하고 헤어지게 되면 그 고통을 견디지 못해 반복적으로 우울과 무기력, 불면증으로 어려움을 겪게 되어서였다. 사귀던 여성과 결별을 하게 되면 어떤 연유에서건 결별의 원인은 자신에게 있고, 자신이 뭔가 잘못했기 때문에 여성이 떠난 것이라고 생각하였다. 만약 자신이 여성을 좀 더 사랑했다면, 여성에게 좀 더 양보했더라면, 좀 더 참았더라면, 좀 더 희생했더라면, 여성이 떠나지 않도록 해야했던 '좀 더'는 너무나 많았고, 하지 말아야 했던 자신의 잘못도 셀 수 없이 많았다.

연애를 할 때면 사귀던 여성에 대한 자신의 감정은 중요하지 않았다. 여성이 자신의 마음에 드는지, 자신과 어울리는 여성인지, 자신이 좋아하는 유형의 여성인지, 심지어 그 여성을 사랑하는지와 같은 자신의 욕구는 여성과의 관계에서 고려할 필요가 없었다. 단지 자신은 그 여성을 위해 존재하는 사람이며, 상대 여성은 자신을 어떻게 대해도 상관하지 않았다. '나'는 없고, '너'만 있는 연인의 관계에서 '너'가 사라질 때 '나'도 존재할 이유가 없으니 연인과의 이별은 '나'의 상실로 자연스럽게 이어지고 있었다. 연애를 하는 기간이 J군에게 행복하지는 않았다. 여자친구와 떨어져 있으면 여자친구가 잘 있는지 확인해야만 했고, 문자나 전화를 받지 않으면 무슨 일이 생긴건 아닌지 걱정이 되고 불안해서 안절부절 하게 되었다. 반드시 확인을 해야 안심이 되어 끊임없이 여자친구에게 연락을 하게 되었고, 여자친구는 J군의 행동이 집착으로 느껴져 J군에게 답답함을 느끼곤 하였다.

상담을 진행하면서 J군이 7세 경 부모님의 싸움을 잠결에 들으면서 부모님께 하고 싶었지만 하지 못했던 외침이 무엇이었는지 들을 수 있었다. J군은 부모님께 '이혼하는거 싫어'라고 소리치고 싶었다고 하였다. 그런데 부모님이 싸우는게 무서워서 쥐죽은 듯 잠자는 척만 하였다고 말하였다. 결국 두 분이 헤어지게 되었을 때 J군은 그 때 아무리 무서워도 '이혼하는 거 싫어. 이혼하지 마'라고 부모님께 얘기했다면 두 분은 이혼하지 않았을 거라고 하면서 부모님의 이혼은 자기 때문이라 하였다. 그 때 말하지 못한게 두고두고 후회가 되고, 어머니가 재혼해서 자식을 낳는 일도 그 때 자신이 이혼을 말리지 못한 때문이라 하였다. 어머니가 떠난 이 후 J군은 혼자 남은 불안과 공포가 고통스러웠고, 어머니가 떠난 이유는 '나 때문이야'라는 죄책감에 시달렸다.

아동기에 부모님의 이혼이나 죽음으로 부모와 갑작스럽게 분리되는 부모상실은 성인기 우울증의 뿌리가 될 수 있다. 어린시절의 분리불안은 주요 애착대상과의 안정된 관계가 위태로워질 때 경험되는 것으로 이 후 성인기 불안정 애착으로 이어질 수 있다. J군의 경우도 부모님의 이혼으로 어머니가 갑작스럽게 사라지는 경험은 또 다른 애착대상의 상실에 대한 지속적인 두려움으로 이어져 연인관계에서의 분리불안을 유발하였다. 연인관계에서 상대 여성과 헤어지는 건 어머니가 갑자기 증발해버린 듯한 상황처럼 느껴져 J군은 극심한 불안과 공포를 느끼게 된 것이다. 어머니가 자신을 떠난 이유가 이혼을 말리지 않은 자신의 잘못에 있는 것처럼 연인이 자신을 떠나는 건 자신의 잘못이라는 자책에서 헤어나오기 어려웠던 것이다. 상담이 진행되면서 J군은 부모님의 이혼과 자신의 행동을 다른 관점에서 볼 수 있게 되었다. 부모님은 부모님 나름대로의 이유로 갈등이 있으셨던 것이고, J군 때문이 아니라 부모님 관계의 문제로 이혼하셨을 것이라는 이해를 하게 되었다. 누군가 자신을 떠날 때 전적으로 J군에게 문제가 있어서가 아니라 그럴만한 다른 이유가 있어서라는 이해를 하면서 J군의 불안은 다소 누그러졌다.

### ▶ 세상에 혼자라는 착각

골프 트레이너인 Y양은 얼마전 남자친구와 헤어진 후 외로움과 공허함, 허무함에서 헤어나올 수 없었다. 내가 살아있는 건지 모르겠고, 만약 죽는다면 바로 이런 느낌은 아닌 건지 할 정도로 삶의 생기가 사라진 듯 하였다. 조금이라도 감각을 느끼고 싶은 마음과 함께 고등학교 시절 허벅지를 뾰족한 손톱으로 긁을 때, 그리고 허벅지를 세게 꼬집을 때 눌린 감정이 해소되었던 기억이 떠올랐다. 학교 성적 문제로 부모님과 다툰 후 방에서 허벅지 부분에 여기저기 상처를 내었는데 아프다기보다는 따끔따끔한 느낌이 좋았고, 살아있다는 안도감이 느껴졌던 그 때가 갑자기 떠올랐다. 그 순간 날카로운 면도칼로 그으면서 더 깊이 그으면 더 해소되겠지하는 유혹을 이기기 어려웠다. Y양은 방에 혼자 있을 때면 옷으로 가려져서 아무도 볼 수 없는 부위를 면도칼로 긁어 피를 내곤 하였다. 내가 살아있다는 안도감과 피가 나올 때마다 감정이 분출되는 후련함이 면도칼로 긋는 자해를 멈추게 하지 못하였다. 자해의 아픔보다 살아있는 걸 느끼지 못하는 무감각이 더 고통스러웠던 것이다.

상담실에 올 수 밖에 없었던 건 자해하는 장면을 엄마에게 들키게 되어서였다. 우연히 자해하는 장면을 목격한 엄마는 충격을 받으셨고, 외동딸인 Y양을 잃을까 공포에 휩싸였다. 황급히 상담실을 알아본 엄마는 반강제적으로 Y양을 상담실로 데려왔고, 자해를 하면서 한편으로는 자신의 모습을 무서워하던 Y양도 순순히 상담실에 따라와서 그동안 담아두었던 마음의 이야기를 털어놓게 되었다.

Y양이 외로움을 느낀 건 최근 남자친구와 헤어지기 한참 전

부터였다. 사업으로 바쁘신 부모님은 하나 뿐인 외동딸의 양육을 외할머니에게 의탁하셨다. 할머니가 싫은 건 아니지만 집에 오면 할머니와 아무 말 없이 TV만 봐야 하는 게 너무나 싫었다. TV만 보면서 아무 말도 걸지 않는 할머니, 학교에서 무슨 일이 있었는지 궁금해하지 않는 할머니, 밥을 차려주시고는 바로 뒤로 돌아 부엌일만 하시는 할머니와 같은 공간에 있는 건 늘 답답하고 숨이 막히는 경험이었다.

중학생이 되어 다시 부모님과 살게 되었지만 적막함은 고스란히 남아있었다. 맞벌이로 두분 모두 귀가가 늦은 부모님이신지라 학교에서 귀가하면 깜깜한 집에 불을 키며 들어와야 하는 건 Y양이었다. 집에 들어올 때 Y양을 맞이하는 건 캄캄한 어두움과 아무 소리도 들리지 않는 고요함이었다. 언제부터였는지 Y양은 이 세상에 혼자라는 생각에 괴로웠고, 어떻게서든 그 생각에서 벗어나고 싶었다. 사업을 하시는 부모님은 용돈을 넉넉하게 주셨는데 Y양은 자신과 놀아주는 친구들에게는 누구든 막론하고 선물 공세를 하였다. Y양은 선물을 줄 때면 자기 옆에 와서 같이 놀아주는 친구들이 진심으로 자신을 좋아하는지 의심스러웠다. 한편으로는 그런 의심을 품고 친구를 대하는 자신이 혐오스러웠다. 마치 가면을 쓰고 친구들을 대하는 듯하여 친구들과 지낼 때 자신의 마음이 들킬까봐 무서웠고, 마음이 들키면 친구가 떠날까 봐 더 불안해졌다.

대학에 들어가면서 Y양은 남자친구와 만나고 헤어지기를 반복하였다. 꾸미기도 잘 하고 세련된 외모의 Y양이 남자친구를 사귀기는 어렵지 않았다. 쉽게 만나고 쉽게 헤어졌다. 하지만 어느 누구도 구멍 난 듯 뻥 뚫린 Y양의 마음을 채워주지는 못했다. 얼마 전 헤어진 남자친구를 만날 때 Y양은 그 남자친구의 아기를 임신하면 헛헛함에서 헤어나오지 않을까하는 희망을 품게 되었다. 아직 대학생이라 어떤 준비도 되지 않은 남자친구 몰래 임신을 하고 임신을 통보하였다. 상상도 못한 일이 벌어졌다 생각한 남자친구는 Y양에게 낙태를 종용하였고, 헤어지자며 연락을 끊어버렸다. Y양은 남자친구의 행동에 충격을 받았고 그래도 사랑한다고 생각했는데 너무나 쉽게 자신을 떠난 남자친구에 대한 배신감과 분노에 화가 치밀었다. 정신적 충격이 너무나 컸는지 심한 하혈과 함께 자연유산을 하였다. Y양의 마음은 세상을 모두 잃은 느낌, 세상에서 하찮게 버려진 느낌, 자신은 아무 것도 아닌 먼지같은 존재라는 느낌, 그리고 세상에서 없어진다한들 그 누구도 관심이 없을 무가치한 존재라는 느낌으로 가득찼다. 죽으면 좀 더 편안해질까, 이 고통에서 벗어날 수 있을까하는 생각에 자해를 시작한 것이었다.

상담은 부모님 면담과 병행하여 이루어졌다. 외동딸이 원하는 건 뭐든지 사주고, 하고 싶다는 건 모두 하게 해주고, 어학연수든 해외여행이든 갈 때면 넉넉한 용돈을 주면서 사고 싶은 건 뭐든 살 수 있도록 해주었던 부모님은 외동딸의 외로움이 처음에는 이해가 되지 않았다. 하지만 외동딸이 혼자 있을 때 버려진 느낌을 부모님 앞에서 통곡하며 얘기하는 모습을 보며 부모님은 지나간 시간 동안 Y양이 혼자 겪었어야 했던 고통이 느껴졌고, 부모님이 Y양의 마음을 공감하며 받아주면서 Y양은 조금씩 마음의 고통에서 벗어날 수 있게 되었다.

이뿐 아니라 Y양은 겉으로는 성인의 모습이지만 주요애착대상이었던 부모에게서 분리되었을 때 불안해하던 내면의 어린아이 모습을 상담과정에서 보게 되었다. 여전히 혼자 있는 상황에서 움츠러들고 불안해 하는 내면의 모습이 자신이 위로하고 감싸줘야 하는 어린 시절 자신의 자아임을 깨달으면서 마음의 나이도 제 자리를 찾게 되었다.

## • 제 2 장 •

# 선택적 함구증

선택적 함구증(Selective Mutism)은 다른 상황에서는 말을 할 수 있음에도 불구하고, 말을 하도록 기대되는 사회적 상황에서 일관되게 말을 하지 못하는 특징을 보인다. 사회적 상호작용에서 보이는 함구증은 정상적인 사회적 의사소통을 방해하여 학업이나 직업 영역에서의 성취에 중요한 영향을 미친다.

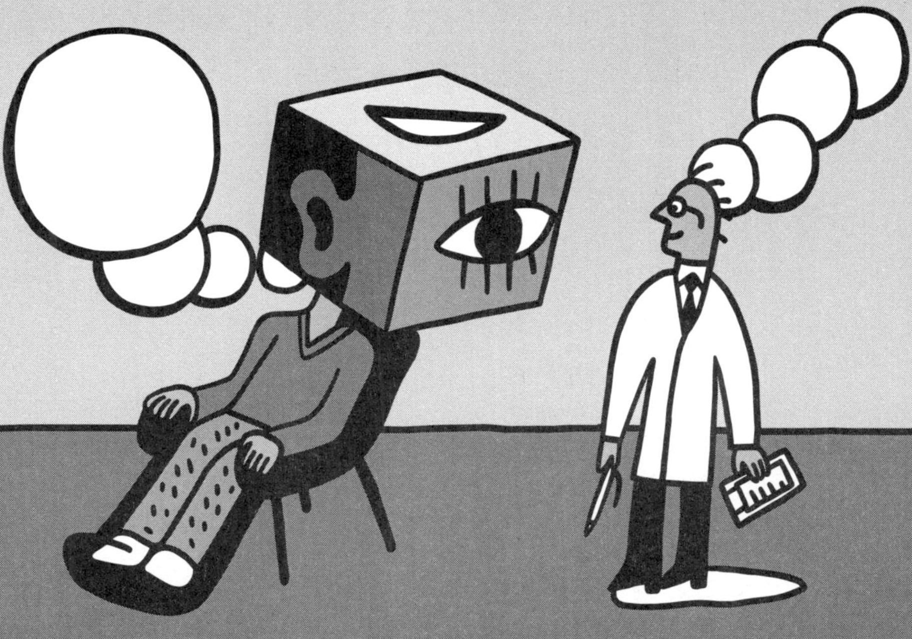

# 1. 진단기준과 임상적 특징

**선택적 함구증의 진단기준**(DSM-5-TR)

A. 다른 상황에서는 말을 할 수 있음에도 불구하고 말하기가 기대되는 사회적 상황(예: 학교 또는 또래와의 만남)에서는 일관성 있게 말을 하지 못한다.

B. 이러한 장해가 학업적, 직업적 성취나 사회적 의사소통을 저해한다.

C. 장해는 적어도 1개월은 지속되어야 하고, 입학 후 초기 1개월(많은 아동들이 말하기 어려워하고 부끄러워하는 기간)은 포함되지 않는다.

D. 말을 못하는 것이 사회생활에서 요구되는 언어에 대한 지식이 부족하거나, 그 언어에 대한 불편과 관계가 없는 것이어야 한다.

E. 장해가 의사소통장애(예: 말더듬기)로 더 잘 설명되지 않아야 하고, 자폐 스펙트럼 장애, 정신분열증, 또는 다른 정신증적 장애의 기간 중에만 발생하는 것은 아니어야 한다.

### ▶ 임상적 특징

선택적 함구증(Selective Mutism)은 1877년 Kussmaul의 'aphasia voluntaria'라는 저술에서 최초로 서술되었다. 1934년 Tramer는 어떤 상황이나 특정대상에게만 말을 하고 다른 상황에서는 말하기를 거부하는 아동들을 일컬어 selective-mutism이라는 진단명을 사용하게 되었고 DSM-Ⅲ-R에서도 이 용어를 사용하였다(정선주, 홍강의, 1995). 이후 DSM-5에서는 분리불안장애와 함께 새롭게 불안장애의 하위유형으로 포함된 장애이다. 선택적 함구증은 보통 5세 이전의 아동에게서 발병하며 청소년과 성인보다는 주로 아동에게서 나타나는 장애이다. 이러한 장애를 지닌 아동은 정상적으로 말을 잘 할 수 있음에도 불구하고 말할 것이 기대되는 특정한 사회적 상황에서는 지속적으로 말을 하지 않는다. 예를 들어, 부모와 형제와 같은 가까운 가족과 함께 있을 때는 말을 잘 하지만 조부모, 사촌 등과 같은 친척이나 또래 친구들 앞에서는 말을 하려 하지 않는다. 이러한 아동은 다른 사람과 함께 있을 때 먼저 말을 시작하지 않고, 다른 사람이 말을 걸어도 반응을 하지 않는다. 이들은 언어적 의사표현 대신 몸짓이나 고개 흔들기, 고개 끄덕이기, 몸 잡아당기기나 밀치기 등의 비언어적인 의사표현으로 의사소통을 하려 하며, 어떤 경우에는 단음절의 짧고 일정한 목소리로, 어떤 경우는 목소리의 변화로 의사를 표현한다.

선택적 함구증을 지닌 아동들은 부끄러움이 심하여 낯선 상황에서 겁을 내며, 두려움 때문에 위축된 행동을 하거나 다른 사람에게 매달리는 모습을 보일 수 있다. 때로는 고집을 부리거나 적대적으로 분노를 폭발하여 가족을 조종하려 하기도 한다. 이들의 행동은 흔히 또래들의 놀림의 대상이 되어 아동은 학교 가기를 싫어하게 되며 이는 자연스럽게 학업의 곤란을 초래하게 된다. 특히, 이러한 아동은 언어적 표현을 하지 않기 때문에 교사는 아동의 지적 수준이나 학습능력을 제대로 평가하기 어렵다. 때문에 선택적 함구증을 지닌 아동은 자폐 스펙트럼과 같은 다른 장애로 오인되는 경우가 있으며, 때로는 버릇 없는 아이, 수줍음을 많이 타는 아이로 보이기도 한다.

선택적 함구증의 부수적 특징으로는 과도한 수줍음, 사회적 상황에 대한 두려움, 사회적 고립과 집착, 분노발작, 사소한 반항 행동 등이 있다. 일반적으로 선택적 함구증을 가진 아동은 정상적인 언어 기술을 갖고 있으나, 특정 의사소통장애와 관련된 의사소통장애가 있을 수 있다. 이런 질환이 있는 경우 불안감이 나타나기 때문에 선택적 함구증을 가진 아동들은 대부분의 경우 다른 불안장애의 추가 진단을 받게 되는데 그 중 가장 흔한 질환은 사회불안장애이다.

선택적 함구증은 여러 가지 형태로 나타날 수 있다. 어떤 아동은 또래친구들과 놀이는 하지만 말만 하지 않으며, 어떤 아동은 또래에게는 말을 잘 하지만 어른에게만 말을 하지 않기도 한다. 또한 어떤 아동은 가족을 제외한 모든 사람에게 말을 하지 않기도 하며, 심한 경우에는 가족을 포함한 모든 사람에게 말을 하지 않는 아동도 있다. 그래서, 선택적 함구증이 있는 아동들은 활발한 사회적 상호작용에 참여하는 것이 어려워 사회적 기능에 손상을 입을 수 있고 성장하면서 사회적 고립에 처할 가능성이 있다.

### ▶ 유병률

선택적 함구증은 상대적으로 드문 장애로 알려져 있지만 실제로는 보다 높은 빈도로 발생할 것으로 보인다. 왜냐하면 많은 경우 임상적으로 주목을 받지 못하고 연령이 증가함에 따라 자연스럽게 해결이 되는 경우가 많기 때문이다. 유병률은 0.03~1.9%인 것으로 보고되며, 발병연령은 5세 이전이며 여아에게서 더 흔하다는 증거가 있지만 근거 기반 연구들에서는 동등한 남녀 성비를 보인다. 선택적 함구증의 진단을 받는 시기는 대개 유치원에 들어가거나 초등학교에 입학하는 시기와 일치하는 것으로 알려져 있다(Kolvm, 1981). 이는 사회적 상호작용이 필요하고 책을 크게 읽는 것과 같은 수행 작업들이 증가하는 취학 전까지는 임상적 주의를 끌지 않기 때문일 수 있다.

# 2. 원인

선택적 함구증의 원인에 대해서는 아직까지 명확히 밝혀지지 않았으나 여러 요인들이 복합적으로 작용하여 장애를 일으키는 것으로 추측한다. 선택적 함구증에 작용하는 여러 요인은 크게 아동의 기질적 요인과 환경적 요인으로 구분하여 살펴볼 수 있다. 먼저 아동의 기질적 측면에서 선택적 함구증을 지닌 아동은 예민하고 수줍음이 많으며 선천적으로 불안에 민감한 기질을 지니고 있다. 이들은 이러한 기질 때문에 사회적 상황에서 위축되고 경직되며 회피하는 행동을 보이게 된다. 또한, 이 장애를 지닌 아동의 20% 이상이 말더듬을 비롯한 언어적 장애를 지니는 것으로 보고되고 있는데, 이로 인해 아동은 사회적 상황에서 불안이 더욱 높아져 사회적 고립을 초래하고, 또래들로부터 놀림이나 왕따를 당할 것에 대한 두려움과 심각한 사회적 부적응을 경험하게 된다. 언어발달이 왕성하게 이루어지는 시기에 언어 영역의 발달이 지체되면 아동은 자신의 언어표현에 자신감을 잃게 되어 언어 표현의 빈도가 줄어들게 되고 결국에는 특정한 장소에서 특정한 사람에게만 의사표현을 하는 선택적 함구증으로 발전하게 되는 것이다. 이러한 이유로 선택적 함구증을 지닌 사람들은 사회적 공포증을 함께 지니는 것으로 보고되며(Vecchio & Kearney, 2005), 이것이 선택적 함구증이 불안장애의 하위유형에 포함되는 이유이기도 하다.

선택적 함구증의 환경적 요인에는 가정환경이 주로 거론이 된다. 아동의 부모가 수줍음과 사회불안에 대한 병력이 있었을 경우 자녀에게 선택적 함구증이 나타날 가능성이 높다. 또한, 부모가 과보호적이거나 지시적인 경우(Buzzella et al., 2011), 지나치게 억압을 하는 경우, 신체적 학대나 성적 학대가 있는 경우와 같이 아동이 부모로부터 심리적 상처를 받게 되면 아동은 말을 하지 않게 될 수 있다.

한편, 선택적 함구증의 원인에 대하여 정신 분석 이론에서는 선택적 함구증이 신경증적 반응과 관련이 있다고 설명한다(Wilkens, 1985). 아동이 구강기에 지나친 억압을 하게 되면 의존성과 버림받을 것에 대한 공포심이 나타나고, 선택적 함구증은 대변과 소변을 자의적으로 보유하려고 하는 항문기적 적대심 증후군의 한 형태로 나타나게 된다(Browne, 1963). 아동의 언어가 발달하는 시기에 아동이 부모로부터 심리적 충격을 받게 되면 무의식적으로 부모를 벌주기 위해 아동은 이전의 발달 단계로 퇴행하며, 부모가 이를 심하게 질책하면 아동은 함구하게 된다는 것이다.

선택적 함구증에 대하여 행동주의 이론에서는 선택적 함구증이 환경으로부터의 강화에 의해 유지된다고 본다. 아동이 말을 하지 않을 때 아동의 주변인들은 대변해주는 말을 하거나 관심을 보이는데 이는 아동의 말하지 않는 행동을 강화시킨다(Reed & Mees, 1967). 이렇게 학습된 행동은 아동이 말하기를 거절하는 방식을 통해 자신의 환경을 조종하게 되는 효과를 지닌다(Hill & Scull, 1985).

일부 연구자는 함구증세가 언어 발달 지체와 관련이 있다고 보았다. 언어가 발달하는 시기에 양육자와 분리가 되거나, 가까운 가족의 죽음, 형제의 출생, 구강 상해 등과 같은 외상을 겪은 경우(Pigott, 1987) 발달이 지체되면 언어의 비유창성에 대한 열등감이 생길 수 있는데, 이러한 여러 요인이 선택적 함구증의 원인이 될 수 있다고 설명한다. 특히, 3세 이전 주양육자와 분리되는 경험을 하거나 신체적, 또는 심리적으로 상처를 입는 등 언어 발달이 왕성하게 이루어지는 시기에 언어 습득에 영향을 주는 사건이 일어나면 선택적 함구증의 원인이 될 수 있다.

한편, Hayden(1980)은 선택적 함구증의 유형을 공생형 함구증, 언어 공포성 함구증, 반응성 함구증, 수동-공격성 함구증으로 분류하고, 함구증이 불안증에 해당한다는 가설을 세웠다. 정선주와 홍강의(1995)는 Hayden의 유형 분류에 따른 함구증의 유형은 다음과 같은 특성이 있다고 설명하였다. 이들에 따르면, 공생적 함구증은 아동이 주 양육자와 공생적 관계에 있고, 어머니가 아버지에 비해 언어적으로 공격적이며, 아동이 수줍어하고 불안해하면서도 조종하려는 행동이 나타나는 특성이 있다. 언어공포성 함구증은 말하는 것에 대한 명백한 공포심이 있으며, 반응성 함구증의 경우는 3세 이전에 심리적인 상처가 신체적 외상이 발생한 후 함구증상이 나타나는 특성이 있다. 그리고, 수동–공격성 함구증의 아동은 고집이 세고 적대적인 행동이 주로 나타나는 특성이 있다.

# 3. 치료

선택적 함구증을 지닌 아동은 부모나 교사가 세심한 주의를 기울이지 않는 한, 정면으로 반항을 하거나 말썽을 부리는 공격적인 문제 행동을 보이는 아동에 비해 별로 눈에 뜨이지 않는다. 특히 이들의 장해는 교육현장에서 다른 사람들에게 직접적으로 피해를 주는 것이 아니고, 평생 말을 하지 않는 사람은 없으니 언젠가는 말을 할 것이라는 생각 등으로 크게 관심을 기울이지 않고 방치되기 쉽다. 그러나 선택적 함묵증을 지닌 아동의 50%가 5~10년 안에 회복될지라도, 10세까지 회복이 되지 않으면 일반적으로 예후가 좋지않다는 보고가 있다(양명희, 김현숙, 2006). 선택적 함묵증이 자연적으로 치유된다고 할지라도 함묵증의 장해가 지속되는 기간 동안 타인과 말하지 않는 것은 사회성 발달을 저해하고, 신체적 정신적인 측면의 발달에 부정적인 영향을 주게 마련이다. 특정한 사회적 상황에서 말하기를 거부하기 때문에 학령기 아동은 또래관계 형성과 자기표현을 통한 사회적 관계형성에 어려움을 겪게 되며 이는 올바른 대인관계 형성 및 자기 성장 저해로 이어지게 된다.

선택적 함묵증은 초기에는 수줍음으로 간주하여 아이가 성장하면 저절로 좋아지리라 기대하고 기다리다가 치료의 시작을 미루는 경우가 많다(Giddan et al., 1997). 그러나 장기적으로 보았을 때 이 장해가 아동에게 미치는 부정적인 영향이 크고, 장해의 기간이 길어질수록 치료적 개입은 쉽지 않다. 따라서 좀 더 일찍 선택적 함구증에 대한 정확한 진단과 함께 적절한 치료가 이루어지면 선택적 함구증으로 인한 심각한 부정적 영향을 예방할 수 있다.

선택적 함구증의 치료는 아동의 상태에 따라 행동치료, 놀이치료, 약물치료 등의 다양한 방법이 적용될 수 있다. 행동치료는 선택적 함구증의 치료에 가장 효과적인 것으로 알려져 있다. 선택적 함구증 아동에게 실시되는 행동치료 기법에는 긍정적 강화, 자극 용암법, 자기 관찰법, 자극소거 등이 있다. 먼저 행동치료에서 사용하는 강화의 원리는 아동이 말하는 행동에 대한 불안을 줄여 가면서 점진적으로 말을 할 수 있도록 긍정적 강화물을 제공하는 것이다. 정적 강화 기법은 행동의 결과에 따라 후속적으로 강화를 하는 방법으로 아동이 말하는 행동을 보일 때 이 행동을 강화하여 말하는 행동을 증가시키는 것이다. 예를 들면, 함구증을 지닌 아동이 속한 교실의 잘 보이는 곳에 아동의 이름과 간단한 문구가 적혀있는 봉투를 놓아둔다. 이 봉투에는 아동이 갖고 싶어 하는 강화물도 담겨져 있다. 만약 아동이 봉투 속의 문구를 교사나 친구들이 들을 수 있도록 크게 읽으면 봉투 속의 강화물을 가질 수 있게 된다. 이러한 방법을 통해 아동은 자연스럽게 교실에서 말하는 것에 익숙해지게 되는 것이다.

행동치료에서 사용하는 자극 용암법은 체계적 둔감법의 원리와 유사하다. 이 기법은 함묵증을 지닌 아동이 엄마와 말하고 있을 때 그 상황 속에 낯선 사람을 등장시키고, 낯선 사람만 있는 곳에서도 아동이 말을 하도록 하는 방법을 통해 시행된다. 아동이 두려워하는 것을 점차적이고, 체계적으로 보여주거나 경험하게 함으로서 두려움에서 벗어나게 하는 체계적 둔감법과 같이 낯선 사람을 조금씩 등장시키고, 나중에 엄마가 사라지는 용암법을 병행한다. 즉, 아동이 말을 하는 환경 속에 말을 해보지 않은 사람을 등장시켜 말하는 행동을 통제하는 자극을 점차적으로 변화시켜 가는 것이다. 또는 아동이 말을 잘 할 수 있는 사람을 아동과 함께 아동이 말을 하지 못하는 장소로 옮겨가는 방법을 사용할 수도 있다. 이 기법을 통해 아동은 말하는 것과 관련한 불안을 점차 감소시키게 되는 것이다(양명희, 김현숙, 2006).

행동치료 기법 중 자기관찰법은 아동이 자신의 행동을 편집한 녹화물을 시청하며 자신을 관찰하는 방법이다. 교사의 질문에 함구증 아동이 대답하는 것으로 편집된 녹화물과 아동이 자원하여 손을 들고 발표하는 것으로 편집된 녹화물을 아동에게 반복적으로 보여주면 아동이 교사의 질문에 자연스럽게 대답하는 행동이 증가하게 된다(Pigott & Gonzales, 1987).

그러나 무엇보다도 선택적 함구증의 치료에서는 아동 자신이 정상적으로 말을 할 수 있는 언어능력이 있다는 믿음을 갖도록 도와주는 것이 중요하다. 새로운 환경이 아동에게 심한 불안을 유발하면 아동이 안정을 찾을 때까지 새로운 환경에 노출되는 것을 유보하는 것이 바람직하다. 갑작스런 환경의 변화보다는 불안을 적게 느끼는 환경에서부터 점차 영역을 확대해 나가는 것이 효과적이다. 또한 아동이 말을 하지 않는 것에 대하여 다그치거나 압박을 가하는 것은 도움이 되지 않는다. 아동이 말에 대한 압력을 받게 되면 아동은 점점 더 말을 하지 않게 될 수 있다. 아동의 입장에서는 특정한 상황에서 말을 하지 않는 쪽을 선택하는 것이 자신의 심리적인 어려움을 해결하기 위한 방어수단이 될 수 있기 때문이다.

이런 측면에서 놀이치료는 아동이 편안하고 안전하게 언어적 표현을 늘리고 의사소통을 증진시킬 수 있는 치료기법이 될 수 있다. 아동은 놀이를 통해 억압된 감정을 해소하고 편안한 상황에서 자신의 의사표현을 할 수 있다. 놀이치료를 할 때 아동이 낯선 곳에서 긴장되고 경직된 모습을 보이면 이를 완화시키고 치료 상황에 적응할 수 있도록 하기 위해 아동이 말을 친숙하게 하는 부모나 형제를 치료회기에 참여시키는 방법도 도움이 된다.

선택적 함구증에는 언어치료나 선택적 세로토닌 재흡수 억제제 계열의 항우울제과 같은 약물치료도 처방이 되기는 하지만 약물치료만으로는 한계가 있으므로 반드시 심리치료를 병행하는 것이 효과적이다. 특히, 가능하다면 가족치료를 병행한 심리치료가 중요하다. 아동만을 대상으로 하기보다는 부모가 겪는 고통에 대한 지원과 부모와 아동의 관계에 대한 개입을 통해 선택적 함구증 아동에 대한 효과적인 치료가 이루어질 수 있다.

# 4. 사례

### ▶ 부끄러워 말을 못 한다는 착각

다문화 가정 자녀인 K양은 유치원을 다니기 시작하면서 말을 안하기 시작하였다. 초등학교에 입학한 후 함구증세가 지속되면서 치료에 의뢰되었다. K양의 어머니는 동남아 출신으로 K양의 아버지와 결혼을 하면서 한국으로 이주하게 되었다. K양의 어머니는 한국에 와서 한국어 교육을 받아 일상적인 대화는 가능한 상태이다. 하지만 내성적이고 소심하여 남편이나 시부모와 함께 있을 때에도 조용히 집안일을 하며 지내는 편이다.

K양을 출산하면서 K양 어머니는 직장을 다니게 되었고, K양은 조부모가 양육을 맡아 하게 되었다. K양의 조부모도 농사일을 하시는 분들이신지라 K양은 주로 혼자 지내는 시간이 많았다. K양 부모님이나 조부모는 하루종일 바깥일을 하시는

분들이시고 가족들이 모이는 시간은 저녁식사 시간 뿐인데 그 시간마저 가족 간에 대화는 별로 없었다. 가족들이 모두 조용하고 말이 없는 편이라 K양도 얌전히 혼자 놀기에 익숙한 아이로 성장하였다. K양은 신체적으로 정상적인 발달을 하였고, 의사표현도 정상적으로 하였기에 K양이 말이 없어져가는 상황을 가족은 이상하게 받아들이지 않았다. K양의 함구증으로 가족이 당황하게 된 건 K양이 유치원에 가서 또래나 선생님과 지내게 되면서부터이다.

놀이활동을 하면서 선생님이나 친구들이 말을 시키면 K양은 고개를 숙이고 딴 짓을 하였다. 선생님의 질문에 대답을 해야하는 상황에서는 얼굴이 빨개지면서 울음을 터뜨리곤 하였다. 유치원 선생님은 K양의 행동이 염려가 되어 K양의 어머니와 할머니에게 K양의 상태를 알렸다. K양의 어머니는 시어머니와 편안한 상태가 아니고, 경제적으로 시댁의 지원을 받고 있는 터라 K양 치료를 결정하기 어려웠다. K양 할머니는 크면 다 괜찮아질것이다라며 대수롭지 않게 여겼고, K양이 말을 하도록 강요하고, 말을 못하면 매를 들거나 야단을 치곤 하였다. 그럴수록 K양은 더욱 움츠러들었고, 함구증세는 심각해졌다.

K양이 초등학교에 입학한 후 K양은 자기 자리를 떠나지 않고 앉아있었고, 다른 아이들과 눈을 마주치지 않으려 고개를 숙이고 있었다. 모둠활동을 할 때 K양이 말해야 하는 차례가 오면 아주 작은 소리로 짧게 대답하고는 입을 열지 않았다. 반 친구들은 K양이 말을 못 하는 아이라고 여기고 더 이상 신경

을 쓰지 않았고 아무도 말을 걸지도 않았다. 담임선생님은 K양 부모님을 면담하면서 K양 치료를 서두를 것을 권유하였다. K양 어머니는 시어머니에게 용기를 내어 치료를 받자고 설득하였고, K양은 놀이치료를 받을 수 있게 되었다.

### ▶ '공부'가 전부라는 착각

중학생 B양의 어머니는 학교 등교를 거부하는 B양을 심리상담소에 의뢰하였다. 전문상담사는 어머니의 설득과 강요로 상담소를 찾은 B양과 상담 관계를 맺기까지 꽤 오랜 시간이 걸렸다. 전문상담사는 B양과 상담을 하면서 가끔씩 B양이 상담시간 내내 입을 다물고 한 마디도 하지 않는다는 것을 발견하였다. 어머니께 확인한 결과 B양은 어린 시절부터 친척들 모임에서 말을 하지 않고 조용히 있어 친지들 사이에 B양은 수줍고 조용한 아이로 알려져 있음을 알게 되었다. B양의 어머니는 B양의 유치원 시절에 선생님을 통해 유독 말이 없는 아이라는 얘기를 들었지만 이 또한 B양의 성격이 내성적이어서 그러겠거니 하며 별 관심을 두지 않았다고 하셨다.

B양의 조용한 성격이 문제가 된 것은 학령기가 되어서였다. 수업시간에 선생님의 질문에 답을 해야 하거나 조별 발표를 해야 하는 시간에 B양은 입을 다물어 버리기 때문에 선생님은 B양이 버릇이 없고 침묵은 교사에 대한 반항이라고 여겨 B양을 공개적으로 혼을 내거나 망신을 주는 일들이 발생하였다. 이런 일이 반복되자 B양은 '선생님이 싫다', '학교가기 싫다'라고 하

며 등교거부를 하였다. 초등학교를 다니는 내내 B양 부모님은 B양을 학교에 보내는 일로 늘 실랑이를 벌여야 했다. 맞벌이를 하시는 부모님은 B양이 학교에 등교해야 마음을 놓고 직장에 가실 수 있기에 학교에 가지 않으려 하는 B양을 보며 속이 타들어가는 느낌이었다.

중학교에 입학을 한 후 학부모 면담을 하면서 학교 선생님을 통해 B양이 학교에서 도무지 입을 열지 않는다는 사실을 알게 된 후 부모님은 B양이 더 걱정스러웠다. 상담실에서도 B양은 말을 많이 하는 내담자는 아니었다. B양이 말을 많이 하지는 않지만 관심 있는 주제에 대해서는 몇 마디하는 것을 눈치챈 상담사는 B양이 관심 있는 이야기를 함께 나누기 시작하며 B양과 상담 관계를 형성해 갔다. 상담사는 상담을 진행하면서 어떠한 주제를 다룰 때 B양이 말문을 닫는지 관찰하였다. B양은 모든 상담시간 내내 말을 안하는 것이 아니라 느리게라도 자신의 생각과 마음을 이야기하다가 어느 대목에서 말을 멈추고 고개를 떨구곤 한다는 걸 알게 되었다. 상담사는 B양이 여느 때와 같이 상담사와 이야기를 하다가 입을 열지 않을 때 B양이 말로 하기 힘든 이야기를 글로 써보도록 제안을 하였다. B양이 상담사가 내민 종이에 쓴 단어는 '공부'였다.

B양은 어린 시절부터 불안을 심하게 느끼는 주제에 대하여는 침묵으로 반응하였다. 그러한 주제는 성장하는 과정에서 발달 시기마다 달라졌고, 학령기에 이르러서 B양을 압박하고 불안을 유발한 주제는 학습과 관련된 것이었다. 수줍고 내성적

인 성격이지만 인지적 능력이 평균 이상인 B양은 학교성적이 우수하였다. 부모님은 B양이 장래에 전문직을 가져야 한다며 B양에게 과도한 공부량을 요구하였다. 가정형편이 넉넉지 않은 B양은 자신이 전문직 직업을 가져야 부모님을 편안하게 해드릴 수 있다고 생각하며 자신이 할 수 있는 최선을 다하여 공부에 매진하였다.

학교 성적이 떨어지면 부모님이 실망하실 거라는 걱정, 학교 선생님과 친구들과의 불편한 관계 등은 B양의 마음을 늘 무겁게 하였고 B양은 심한 압박감을 느끼게 되었다. 조용하고 내성적인 B양은 누구와도 이러한 고민을 상의하지 않고 혼자 불안해하였다. 늘 바쁘신 부모님은 평소 B양에게 관심을 갖지 못하시다가 성적이 떨어질 때만 B양과 대화를 하셨다. 부모님이 자신의 성적에만 관심이 있기 때문에 성적이 떨어지면 부모의 사랑을 받지 못할 것이라고 믿은 B양은 공부에 대하여 더욱 심한 압박감을 갖게 되었고, 급기야 공부라는 주제에 대하여 생각하고 말을 하게 되면 머리가 멍해지고, 가슴이 답답해지며, 공포감이 밀려오는 경험을 하게 되었다.

B양은 상담사와 공부에 관련된 억눌린 감정들을 다루면서 자신의 부모님에 대한 오해를 풀게 되었고, 성적이 좋지 않고 전문직을 갖지 않아도 부모님이 자신에 대한 애정을 거두지 않는다는 신뢰를 갖게 되었다. 상담사는 B양이 힘들어하는 주제를 이야기할 때면 B양이 편안하게 말을 할 때까지 기다려주거나 글로 써보도록 하는 방식으로 B양과 상담을 진행하면서

B양이 불안감을 느끼는 주제에 대하여도 말을 할 수 있도록 B양을 도와주었다.

### ▶ 침묵하면 피할 수 있다는 착각

수년 전 이혼 후 간호조무사를 하며 남매를 키우는 C씨는 늘 주눅이 들고, 누군가 발목을 잡고 있는 답답한 느낌을 갖고 살아가는 게 힘겨웠다. 엄마가 뭐라 하지 않아도 자기 할 일을 착실히 잘 해나가는 중학생 큰아들이 대견해보이는 게 아니라 안쓰럽고 딱해 보인다. 아들이 초등학교 저학년일 때 부모의 이혼으로 아빠 없이 자란 탓이 아닌가 싶기도 하고 아빠의 빈자리를 채우려 하는 건 아닌지 미안하기도 했다. 큰아들의 차분함은 아들의 소심함으로 보여지고 아들은 의젓한게 아니라 위축되어 있다고 보여졌다. 늘 나처럼 자라면 어쩌나, 나를 닮으면 어쩌나 걱정스럽기만 했다.

마음이 편하고, 자유롭다는 건 어떤 느낌일지 알 수가 없었다. 마음만 편치 않은게 아니었다. 20대부터 달고 살아온 편두통과 위장 장애는 늘 괴로웠다. 몸도 편치 않으니 찌푸린 미간이 펴지기 어려웠다. 상담실을 찾게 된 경위는 선배 간호사에게 얼굴 좀 피고 다니라는 핀잔을 듣고, 업무가 느리다고 타박을 하는 소리를 듣고 갑자기 피가 끓어오르는 분노가 느껴져서였다. 늘 울분이 가슴 가득 차 있는 걸 느끼면서도 다스리며 살아왔는데 그 날은 도무지 참아지지 않았고, 감당이 되지 않는 화가 치밀어 온 몸이 부들부들 떨렸다. C씨는 뭔지 모르지만 마음 속 깊은 곳에서부터 뭔가 이상한 일이 일어나고 있다는 생각에 두려워졌다. 내가 잘못되어가고 있는지 불안하고 무서웠다. 이제 더 이상 미룰 수 없다고 여겨졌고, 황급히 상담실을 찾았다.

누가 알면 어쩌나하며 들킬까 무서웠던 이야기들을 상담실에서는 털어놓을 수 밖에 없었다. 그 이야기를 하지 않고는 이 답답함이 풀리지 않을 거라는 걸 누구보다 잘 알기에 그 동안 감춰두었던 마음의 빗장을 용기를 내어 열었다.

C씨 어머니는 C씨 아버지가 사고로 갑자기 세상을 떠났을 때 세 남매를 혼자 키울 여력이 없었다. 어머니는 C씨의 남동생만 자신이 키우고, 장녀인 C씨와 C씨 여동생은 보육원에 맡기기로 하였다. 어머니는 보육원 문 앞에 두 딸을 데려다 놓고는 C씨에게 동생을 잘 돌보라고 다짐을 받았다. 당시 C씨는 초등학교 2학년이었고, 여동생은 6세 정도 되었다. C씨는 왜 엄마가 남동생만 데려가고 여동생과 자신을 보육원에 남겼는지 이유를 알 수 없었다. 내가 뭘 잘못해서 엄마는 나를 버린걸까. 내가 착한 아이가 되면 엄마가 다시 데려가 주실까. C씨는 가끔 보러오시는 엄마를 만나면 엄마에게 잘 보이고, 엄마 비위를 맞추기 위해 안간힘을 썼다. 동생도 잘 돌보고, 보육원 원장님 말씀도 잘 따르는 아이가 되고, 아무것도 요구하지 않는 순종적인 아이가 되려고 했다. 그렇게 노력하면 엄마가 데려가 줄거라고 믿었지만 초등학교 3학년이 되어도 엄마는 자신과 여동생을 보러와서는 또 남동생만 데리고 떠나가 버렸다.

C씨와 달리 여동생은 원장님 말을 듣지 않고 떼를 부리고, 다른 아이들과 싸우기가 일쑤였다. 다른 아이들을 괴롭히며 선생님에게 대드는 C씨 여동생을 어찌하지 못하던 원장님은 어느 날 C씨에게 매를 주면서 동생을 때리도록 하였다. 언니 말은 들을 거라 생각했던 원장님은 그래도 말이 통하는 C씨가 동생을 타이를 수 있을 거라 여겼던 것이다. C씨는 유일한 가족인 여동생에게 매를 들어야 하는 자신의 모습이 괴물과 같았다고 한다. 그 상황을 피할 수도 없었던 C씨는 여동생을 매질하고는 그 이후 누구의 눈에도 띄이고 싶지 않았다. 늘 숨어다니고, 보육원 누구와도 눈을 마주치지 않았다. 아무 말도 하고 싶지 않았고, 벙어리가 되고 싶었다. 실제로 C씨는 그 이후부터 초등학교를 졸업할 때까지 말을 하지 않았다. 갑자기 말을 하지 않는 C씨를 보육원 선생님들은 처음에는 혼도 내고, 회유도 했지만 어떤 방법도 통하지 않게 되자 더 이상 C씨에게 관심을 기울이지 않았다. 보육원 아이들은 C씨가 이제 벙어리가 되었다고 여기고는 말을 시키지도 어울려 놀려고도 하지 않게 되었다. C씨가 아무 말도 하지 않은 몇 년의 시간은 누구도 C씨가 싫어하는 일을 시키지 않는 고요한 시간으로 남게 되었다.

중학교에 입학할 때가 되어서야 엄마는 C씨와 여동생을 다시 데려가셨다. 비로소 엄마와 남동생, 그리고 C씨와 여동생이 함께 모여서 살 수 있게 되었다. 가족과 함께 살게 되자 C씨의 말문은 트여서 서서히 말을 할 수 있게 되었다. 하지만, 그 동안 남동생하고만 살았던 엄마를 한 집에서 보게 되니 엄마가 하는 말 한마디가 거슬렸고, 마음이 뒤틀리는 느낌이었다. 자꾸만 화가 나고 엄마를 보는게 괴로웠고, 한 공간에 엄마와 있으면 울분을 참을 수 없었다. 하지만, 그런 마음을 엄마가 알게 되면 엄마의 미움을 받게 될까 두려워 엄마 앞에서는 그런 마음을 감출 수 밖에 없었다. 그토록 같이 살고 싶었던 가족을 C씨는 하루라도 빨리 떠나고 싶었다. 결국, 고등학교를 졸업하자마자 C씨는 가족과 다른 지역으로 취업을 하고 가족을 떠난 삶을 살게 되었다.

상담 중에 C씨는 한참을 우는 경우가 많았다. 비슷한 환경의 남편을 만나 힘들었던 결혼생활은 불행한 어린 시절의 기억에 비하면 견딜만한 것이었다. 누군가의 시선이 왜 그리 따갑게 느껴졌는지, 자신의 존재가 왜 그리 초라하게 느껴졌는지, 왜 아무도 자신을 사랑한다고 느낄 수 없었는지와 같은 마음 속 깊이 묻어둔 의문의 실마리를 찾아가면서 C씨는 자기자신을 이해할 수 있었고, 엄마를 용서할 용기를 가져볼 수 있었다. 상담이 진행되면서 착실하고 모범적으로 자라난 큰 아들을 대견해 할 수 있었고, 신나게 자랑할 수도 있었다.

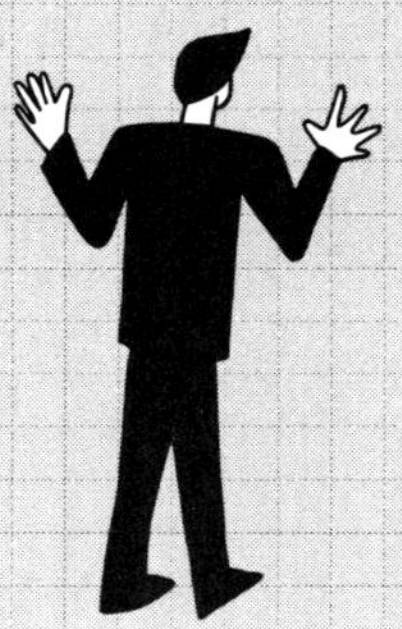

# • 제 3 장 •

# 특정공포증

특정공포증(Specific Phobia)은 특정한 대상이나 상황에 대한 과도한 두려움과 불안, 공포를 특징으로 한다. 다른 불안장애에서와는 달리 특정한 인지 왜곡은 나타나지 않으며, 동물형, 자연환경형, 혈액-주사-상해형, 상황형, 기타형의 다양한 종류가 존재한다.

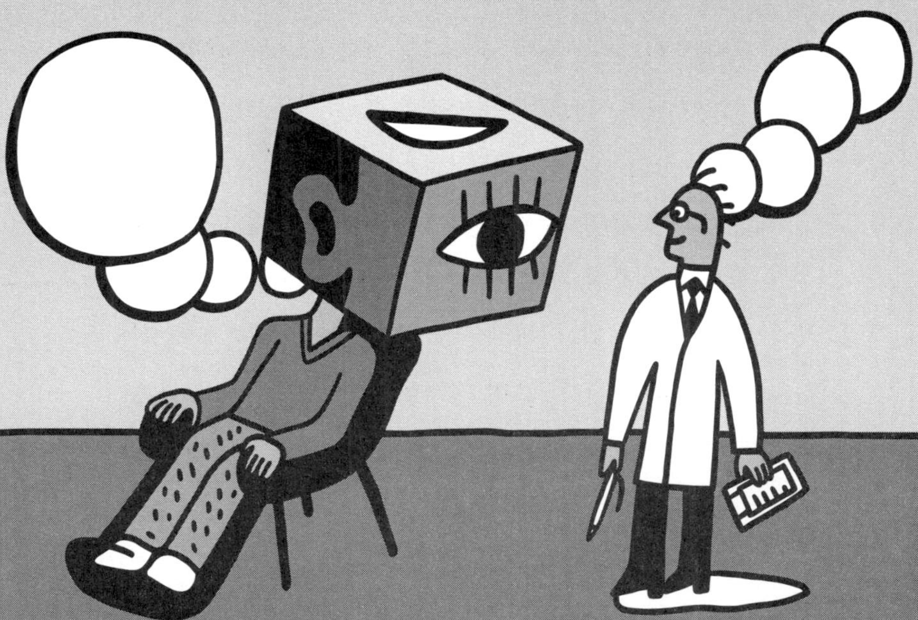

# 1. 진단기준과 임상적 특징

**특정공포증의 진단기준**(DSM-5-TR)

A. 특정한 대상이나 특정 상황(예: 비행기 타기, 높은 곳, 동물, 주사 맞기, 피를 보는 것)에 대한 현저한 공포나 불안을 경험한다. 아동의 경우에는 공포나 불안이 울음, 칭얼거림, 떼쓰기, 얼어붙기 등의 행동으로 표현될 수 있다.

B. 공포를 유발하는 대상이나 상황에 노출되면 예외 없이 즉각적으로 공포나 불안반응이 유발된다.

C. 공포를 느끼는 대상이나 상황들을 적극적으로 회피하려고 한다. 그러나 때로는 심한 불안이나 고통을 느끼면서 고통 속에서 공포자극을 참아내기도 한다.

D. 특정한 대상이나 상황에 의해 유발된 공포나 불안이 실제적인 위험과 사회문화적 맥락을 고려할 때 지나친 것이어야 한다.
E. 공포, 불안, 또는 회피행동이 6개월 이상 지속되어야 한다.
F. 공포, 불안, 또는 회피행동이 사회적, 직업적, 또는 다른 중요한 기능영역에서 임상적으로 심각한 고통이나 손상을 초래한다.
G. 이러한 장해는 다른 정신장애 증상에 의해 더 잘 설명되지 않는다(광장공포증에서 공황과 유사한 증상, 강박장애에서 강박과 관련된 대상이나 상황, 외상 후 스트레스 장애에서 외상사건의 회상, 분리불안장애에서 집이나 애착대상과의 분리, 사회불안장애에서 사회 상황에 대한 불안, 공포, 회피로 더 잘 설명되지 않는다).

### ▶ 임상적 특징

일반적으로 대부분의 사람들은 특정 대상이나 상황에 대해 어느 정도의 가벼운 공포를 경험한다. 예를 들어, 뱀이나 쥐와 같이 혐오스러운 동물을 갑자기 보게 될 때, 높은 곳에 올라가 아래를 내려다보거나, 밀폐된 공간에 갇히거나, 심한 천둥이나 번개가 칠 때 사람들은 크고 작은 공포를 느낀다. 이러한 대상이나 상황에 대한 공포와 불안 때문에 느끼는 괴로움은 일시적이고, 개인의 삶에 크게 지장을 주지 않으므로 장애라고 볼 수 없다. 그러나 특정 대상이나 상황에 대한 공포가 객관적 위험에 비해 지나치게 극심하여 개인의 기능을 저하시키고, 일상생활을 방해하여 사회적, 직업적 소상을 초래한다면 특정공포증(specific phobia)이라 할 수 있다.

특정 공포증을 지닌 사람은 공포를 느끼는 대상이나 상황이 아무런 위험을 주지 않는 것을 알면서도 그것으로부터 지속적으로 회피하려고 한다(APA, 1980). 공포를 불러일으키는 대상이나 상황을 회피하는 것이 어려워 공포스러운 상황에 계속 머물러 있어야 하거나 도피할 수 있는 방법이 없다고 생각되면 공황발작과 같은 심한 공포와 불안을 일으키기도 한다. 이러한 공포반응은 공포자극을 직면하거나 또는 직면할 것으로 예상되면 예외 없이 나타난다. 그런데 공포증을 지닌 사람들이 두려워하는 것은 공포증을 일으키는 대상이나 상황 그 자체라기보다는 특정 대상이나 상황으로부터 어떤 피해나 상해를 입게 되지 않을까하는 것이다. 예를 들어, 뱀에게 물릴까봐 뱀을 두려워하고, 사고가 날까봐 자동차나 비행기를 두려워하고, 정신을 잃을까봐 피나 상처를 보기 두려워하고, 어지럽고 균형감각을 잃을까봐 높은 곳을 두려워하는 것이다. 이들은 자신의 공포가 실제 위험에 비해 과도하고 비합리적인 것을 알면서도 그 공포에서 벗어나지 못하고 특정 대상이나 상황을 피하려는 지속적인 회피행동을 나타낸다.

특정공포증의 대상이나 상황은 매우 다양한데, DSM-5-TR에서는 크게 4가지 하위유형으로 구분하고 있다.

첫째는 동물형(animal type)으로 뱀, 거미, 쥐, 바퀴벌레, 개와 같은 곤충이나 동물에 대한 공포이다. 다른 공포증에 비해 보다 이른 시기에 시작하며 대부분 아동기에 발병한다. 둘째는 자연환경형(natural environmental type)으로 천둥번개, 높은 장소, 물과 같은 자연환경에 존재하는 대상과 관련된 공포이다. 이 유형 역시 아동기에 발병한다. 셋째는 혈액-주사-상해형(blood-injection-injury type)으로 혈액이나 부상을 보거나 주사와 같은 의학적 기구를 보거나 처치를 받을 때 공포를 경험한다. 이 유형은 다른 유형과는 달리 심박수와 혈압이 올라가다가 갑작스럽고 현저하게 저하되는 미주신경성 반응이 나타나 종종 기절하거나 기절하기 직전의 경험을 하는 경우가 발생한다. 이 유형은 유전을 통해 전이되는 가계 전이율이 강한 것으로 보고되고 있다. 넷째는 상황형(situational type)이다. 이 유형은 대중교통, 터널, 교각, 엘리베이터, 비행기, 운전, 폐쇄된 공간과 같은 특정한 상황에 의해 유발되는 공포증이다. 이 유형은 광장공포증과 유사한 특징이 있으나 광장공포증과는 달리 이들이 두려워하는 특정 상황에만 공포가 제한된다. 이 유형은 아동기와 20대 중반의 두 시점에 가장 높은 빈도로 발병하는 것으로 보고된다. 다섯째는 기타형(other type)으로 그 밖의 다른 자극에 의해 공포가 유발되는 경우이다. 이에 해당하는 자극의 예에는 구토나 숨막히는 것에 대한 두려움, 질병에 접촉하는 두려움, 특정 음악이나 광대, 풍선 등에 대한 두려움이 있다.

특정 공포증은 두려운 대상과 상황이 몇 가지에 국한되는 경향이 있으나, 한 가지의 특정 공포증을 갖고 있는 사람은 다른 유형의 특정 공포증도 갖고 있기가 쉬워 특정 공포증 간에는 공존하는 경우가 높다(Kendler et al., 2001). 대부분의 공포증을 지닌 사람들은 공포불안과 같은 많은 증상들을 공통적으로 경험한다(Sturgis & Scott, 1984). 특정공포증은 공포 불안과 공포 회피로 구성이 되어 나타날 수 있다. 공포불안은 교감신경계의 자극과 같은 증상을 유도하며 공포 회피는 공포를 유발하는 대상이나 상황에 직면하는 것을 피하는 형태로 나타난다. 이러한 공포증은 발한이나 혈압의 상승, 심계항진과 같은 신체 증상을 유발하며 그 정도와 지속시간은 사람에 따라 다양하게 나타난다(Curtis & Thyer, 1983). 상황형, 자연환경형, 동물형 특정공포증이 있는 사람들은 교감신경 각성을 보이는 반면, 혈액-주사-상해형 특정공포증이 있는 사람들은 주로 초기의 짧은 심박 증가와 혈압 상승 이후 심박, 혈압 감소로 인한 혈관미주신경성 실신 혹은 실신에 가까운 증상을 보인다.

### ▶ 유병률

특정 공포증의 유병률은 아동의 경우 5%, 13~17세는 16%, 그 이후는 3~9%이고, 미국의 경우 1년 유병률은 약 8~12%에 이르는 것으로 보고되고 있다. 남성에 비해 여성에게서 2배 정도 흔하며 특히 10대의 청소년에게서 흔하다(APA, 2013). 임상 장면에서 성인의 경우 상황형이 가장 많고, 다음으로 자연환경형, 혈액-주사-손상형, 동물형의 순서로 흔하지만 세부유형에 따라서는 남녀 비율에 차이가 있다. 특정 공포증은 많은 사람들이 경험하는 문제이지만 이 장애 때문에 치료를 받으러 오는 사람은 드물다.

## 2. 원인

특정 공포증의 발현에 영향을 미치는 요인에 대해서는 유전, 기질과 같은 생물학적 관점, 정신분석적 관점, 행동주의적 관점에서 살펴볼 수 있다.

생물학적 관점에서는 공포증의 원인이 유전적으로 전달되어 사람들마다 '뇌의 화학적' 반응의 차이가 있으며 이로 인해 어떤 사람은 다른 사람에 비해 공포증을 더 쉽게 획득한다고 설명한다. 불안이나 공포를 느낄 때 활성화되는 공포 회로는 공포증이 있는 사람인 경우 활성화된 경향이 많으며, 불안과 공포에 예민한 기질을 타고난 경우 쉽게 공포증이 나타난다. 이란성 쌍둥이보다 일란성 쌍둥이에게서 특정 공포증에 대한 일치성이 높다는 연구결과(Torgersen, 1979)도 유전적 요인의 영향을 시사한다. 그러나, 유전인자가 같지만 다른 환경에서 양육된 쌍생아의 경우 공포증의 양상이 다른 것은 공포반응은 유전

외의 다른 원인이 있음을 보여준다.

정신분석에서는 무의식에 억압된 충동에서 기인한 불안을 투사, 회피, 치환과 같은 방어기제를 통해 통제하려고 할 때 공포증이 나타난다고 설명한다. Freud는 남근기에 아버지에 대한 경쟁심으로 생기는 오이디푸스 콤플렉스적 공포가 공포증의 원인이라고 본다. Freud는 오이디푸스기에 있는 꼬마 한스(little Hans)의 말 공포증 임상사례를 통해 공포증에 대한 이론을 제시하였다. Hans라는 다섯 살바기 남자아이는 어머니에 대한 애착을 느끼며 근친상간적인 애정을 느낀다. 이 때문에 아이는 자신보다 월등하고 힘이 있는 아버지에 의해 자신의 남근이 거세당할지 모른다는 위험을 느끼는데 이를 거세 공포라고 한다. 아이입장에서 아버지는 저항할 수 없는 어른이고 자신은 한없이 무기력한 존재이다. 아이는 아버지에게 항복하고 아버지를 동일시하고 아버지의 도덕적 기준을 함입함으로서 아버지의 보복을 피하려 한다. Freud는 Hans가 이 과정에서 발생하는 공포감을 말에게 투사함으로써 말에 대한 공포를 갖게 되었다고 하였다. 즉, Hans의 말에 대한 공포는 거세에 대한 불안이 회피할 수 있는 외부 대상인 말에게 돌려져 왜곡된 형태로 표현된 것이다. 이제 Hans는 아버지로부터 거세당할까를 두려워하는 것이 아니라 말에게 물릴까를, 말이 방 안으로 들어올까를 두려워하고 불안해하며 어떤 말과도 마주치지 않으려 하게 된다. 결국 Hans의 말과 관련된 여러 경험들은 말 공포증으로 Hans를 괴롭히게 되었다.

특정 공포증에 대한 또 다른 설명은 행동주의 이론을 통해 가능하다. Pavlov의 조건화 실험에 깊은 인상을 받은 Watson(1920)은 Rayner와 함께 생후 11개월 된 Albert('little Albert'로 불림)라는 어린아이를 대상으로 공포 조건화 실험을 하였다. 이들은 Albert 앞에 흰 쥐를 놓아두고 동시에 매우 큰 소리를 들려주는 방식으로 흰 쥐와 큰 소리를 짝지어 제시하였다. Albert가 하얀 쥐에게 다가갈 때마다 반복적으로 큰 소리를 내어 놀라게 했다. 이후 원래 하얀 쥐에 대한 공포를 느끼지 않던 Albert는 소리가 들리지 않을지라도 흰 쥐를 보기만 해도 놀라서 우는 공포반응을 나타내게 되었다. 즉, 중립적 자극이던 흰 쥐에 대한 공포가 조건화된 것이다. 이와 같이 다양한 중립적 조건자극이 공포를 유발하는 무조건 자극과 반복적으로 짝지어 제시될 때 공포증으로 발전하게 된다고 행동주의에서는 설명한다. 그러나 그 후의 연구들은 대부분의 공포증이 이와 같은 고전적 조건화로 형성되는 것은 아님을 보여주었다.

행동주의 이론을 적용한 여러 연구들을 통해 공포증이 형성되는 다양한 경로가 소개되었다. Boudewyns와 Shipley(1983)의 연구에 의하면 직접적인 외상 경험이 공포증으로 학습되는 방식으로 공포증이 형성된다. 예를 들면, 어린 시절에 추락한 경험이 있으면 고소 공포증을 갖게 되며, 개나 뱀에게 물린 경험이 이들 동물에 대한 공포증을 형성하는 방식이다. 또 다른 공포증이 형성되는 경로는 실제 공포유발 경험이 없더라도 다른 사람이 특정한 대상에 대해 공포스럽게 반응하는 것을 관찰

함으로 공포를 학습하는 것이다(Davis & Palladino, 1995). 이러한 유형의 학습을 모델링이라 부르는데 예를 들면, 개가 사람을 물어 고통스러워하는 것을 보거나 동영상에서 개가 공격하는 장면을 본 후 개에 대한 두려움을 갖게 되는 식이다. 언어적 지시를 통해서도 공포증이 형성될 수 있다. 예를 들어, 부모가 자녀에게 "개는 위험한 동물이니 피해야 한다"라고 주의를 주면 자녀는 이러한 정보를 통해 개에 대한 공포를 갖게 되는 것이다.

행동주의적 관점을 확장하고 진화론적 관점을 도입한 연구자들은 자극의 유형을 고려하여 공포증을 설명한다. 이 관점에 따르면 인류는 진화하는 동안 높은 곳, 뱀, 물, 폐쇄 공간, 성난 사람처럼 생명을 위협할 수 있는 자극에 대해 더 빨리 공포반응을 보이는 것을 학습해 왔다(Seligman, 1971). 인간의 공포 회로는 이러한 유형의 위험한 자극에 대하여 신속하고 자동적으로 반응하도록 진화해 왔고, 특정 자극에 대하여 두려움을 학습하도록 진화에 의해서 준비된 것이다. 이를 준비된 학습이라 부르는데 이렇게 학습된 공포반응은 일단 형성이 되면 잘 사라지지 않고 지속되는 것으로 나타났다(Dawson, Schell, & Banis, 1986).

# 3. 치료

특정 공포증 치료에는 행동치료가 효과적인 것으로 알려져 있다. 사용되는 행동치료에는 체계적 둔감법, 노출치료, 홍수법, 모델링 등이 있다.

체계적 둔감법은 우선 근육이완 훈련을 시키는 것으로 시작한다. 근육이 이완되면 공포를 약하게 일으키는 자극들로부터 극심한 공포를 일으키는 자극들까지 서열화하여 순서를 나열한다. 폐소공포증을 지닌 경우는 엘리베이터에 갇힌 것이 가장 심한 자극이며, 동굴 속에 갇힌 소년들에 대한 기사를 읽는 일은 약한 자극에 속할 것이다. 공포 자극의 위계가 정해지면 둔감화 과정에 들어간다. 먼저, 근육이완 상태에서 가장 약한 자극을 상상해 보도록 하고, 이를 견딜 수 있으면 역시 이완상태에서 위계의 다음 자극을 상상하는 단계로 넘어간다. 서열화된 모든 자극들을 상상하면서 이완할 수 있고 일상생활에서도 이 자극들에 부딪칠 때 견딜 수 있으면 치료가 성공한 것으로 본다. 연구에 의하면 체계적 둔감법은 공포 상황에 점진적으로 노출시킴으로서 단일의 특정 공포증을 지닌 사람들에게 효과가 있는 것으로 나타났다(Smith & MeGhan, 1997).

이완 기법을 포함하지 않은 노출 치료도 특정 공포증에 효과가 있는 것으로 나타났다. 노출치료에는 다양한 유형의 노출요법이 개발되었다. 그 중 실제적 노출은 두려운 대상에 대하여 실생활에서 노출을 시키는 요법이다. 실제적 노출은 매우 짧은 시간에 높은 효과가 있는 것으로 밝혀졌다(Choy et al., 2007). 또한 공포 자극을 상상하여 노출하는 상상적 노출 요법이 있다. 예를 들어, 비행기를 타는 것에 대한 공포증이 있는 사람들에게 가상현실 프로그램을 통해 비행기를 타는 모의 상황에 노출 시키게 되면 실생활에서의 노출만큼 효과가 있는 것으로 나타났다. 그 외에 공포자극에 점진적으로 노출시키는 점진적 노출법을 사용하기도 한다. 노출 치료는 내담자 중 70~90%에게 효과가 있다고 보고된다. 간혹 공포증이 재발하는 경우가 있는 것이 문제인데 재발 방지를 위해서는 첫째, 노출 시에 공포대상의 상세한 부분을 가능한 많이 직면하고, 둘째, 가능한 한 다양한 상황에서 노출이 이루어져야 하다.

홍수법은 노출 치료에 속하는 치료기법으로 내담자가 가장 무서워하는 상황에 단번에 직접적으로 노출되어 공포가 감소할 때까지 치료자와 함께 직면하는 것이다. 예를 들어 거미 공포증이 있는 경우 단번에 거미가 있는 방에 오랜 시간을 같이 있도록 하여 거미에 직면시키고 거미가 위험하지 않다는 것을 충분히 학습하도록 하는 방법이다.

모델링 치료법은 사회학습 이론에 기반을 둔 기법이다. 이 방법은 다른 사람이 공포자극을 무서워하지 않고 대하는 것을 관찰하게 함으로서 공포증을 치료하는 방법이다. 예를 들어, 뱀 공포증을 지닌 사람은 다른 사람이 뱀을 만지거나 목에 두르면서 가지고 노는 것을 관찰하면서 그와 함께 뱀에 대한 접근을 시도할 수 있다. 또한 뱀 공포증이 있는 사람에게 뱀을 다루는 시범을 보여주고 같은 방식으로 해보도록 용기를 주는 방식으로 공포증을 완화시킬 수 있다. 모델링 치료에서는 시범을 보이는 사람의 나이나 성별이 내담자의 치료에 영향을 줄 수 있으므로(Sturgis & Scott, 1984) 이를 고려하여야 한다.

특정 공포증 치료에 인지치료 접근을 하기도 한다. 인지치료에서는 비합리적인 사고가 공포증과 비공포증의 차이를 가져오므로 왜곡된 사고를 수정하는데 초점을 두고 접근한다. 공포를 유발하는 대상이나 상황에 직면하게 되면 끔찍한 결과가 일어날 것이라는 내담자의 개인적 믿음에 도전하거나, 자기가 대처할 수 없을 것이라고 기대하는 바를 논박하는데 초점을 둔다. 내담자는 공포 자극에 대한 공포반응을 위협적인 것으로 잘못 평가하기 때문에 이를 수정하도록 하는 작업을 하며, 공포상황의 위험에 대한 잘못된 지각, 태도를 탐색하고 바로 잡도록 돕는다. 그런데 특정 공포증에 대한 인지치료는 행동치료에 비해 효과가 덜 한 것으로 나타났다(Antony & Barlow, 2004). 그 이유 중 하나는 인지치료가 공포증에서 겪는 두려움이 비합리적임을 깨닫게 하는 데 목표를 두지만, 특정 공포증을 지닌 사람들의 대부분은 이미 이것을 알고 있기 때문이다.

전통적인 행동치료 외에 안구운동 민감소실 및 재처리요법(Eye Movement Desensitization and Reprocessing, EMDR)으로 특정 공포증을 치료한 사례 연구가 보고되었다(배활립, 김대호, 장희순, 2009). EMDR은 행동치료에서 주로 사용하는 노출치료와 비교하여 볼 때 환자의 불편감이나 고통이 적고, 치료에 필요한 장비나 비용이 들지 않는 장점이 있다. 그래서, EMDR은 노출치료의 대안적 치료로 사용될 수 있다. 특히, 특정 공포증을 유발하는 대상이나 상황을 실제 상황에서 재현하기 어렵거나, 환자가 자극에 대한 노출에 심하게 저항하는 경우, 공포증을 생성한 사건에 대한 외상이 확인되는 경우 EMDR 치료를 진행해볼 수 있다.

# 4. 사례

### ▶ 피 흘리며 죽을지도 모른다는 착각

과학시간 중에 암 수술을 하는 영상을 본 C양은 얼굴이 하얗게 되고 눈 앞이 깜깜해지면서 정신을 잃었다. 인간의 피부를 수술용 메스와 가위로 절개하고 내장을 꺼내며 시뻘건 피를 뿜어내는 장면을 보며 C양은 기절을 한 것이다. 기절한 C양을 반 친구들이 급히 보건실로 이동시켰고 한참 후에야 C양은 정신을 차렸다. 보건교사가 C양에게 어머니에게 말씀드려 병원 진료를 받도록 하였고, C양은 어머님과 동행하여 종합적인 병원 진료를 받았다. 진료결과 내과적으로나 신경학적으로 특별한 이상이 없는 것으로 나타났기에 C양은 과학시간에 기절을 했던 일이 의아하게 느껴졌다.

학원이 끝나고 집으로 가는 지하철에서 책 읽기를 좋아하는 C양은 공포소설의 한 대목을 읽다가 지난 과학시간과 비슷한 경험을 하였다. 공포소설에서 C양이 읽은 내용은 악령이 인간의 심장을 헤집고, 인간의 사지를 갈기갈기 찢어 피가 낭자한 장면을 묘사한 부분이었다. 책을 읽다가 C양은 잠시 기절을 하였고 깨어나보니 내려야 할 역을 몇 정거장이나 지난 후였다. 깨어난 C양은 과학시간에 기절을 하였던 기억이 났고, 자신의 증상이 피와 연관된 거 같다는 느낌이 들었다. 피 흘리는 장면을 영상에서 보거나 피와 관련된 묘사를 한 책을 읽을 때면 어김없이 정신을 잃는 C양은 그저 지나치게 피를 무서워하는 것이려니하면서 피와 관련한 묘사나 장면이 등장할 즈음엔 눈을 감거나 귀를 막고 얼굴을 돌리는 방식으로 정신을 잃지 않도록 하였다. 잔인한 영화나 소설을 되도록 접하지 않게 되면서 피와 관련한 경험은 서서히 잊혀져 갔다.

대학생이 되어 우연히 건강검진을 받게 되면서 C양의 피 공포증은 되살아났다. 건강검진에서 난소에 기형종이 발견되어 시술을 해야 한다는 진단을 받은 C양은 그 자리에서 다시 정신을 잃고는 한참을 깨어나지 못하였다. 가족의 보호 가운데 간신이 깨어난 C양은 공포에 휩싸여 울음을 터뜨렸고 자신의 몸에 메스가 닿을 경우 자신의 몸에서 피가 철철 흐를 걸 상상하며 공포에 떨었다. 다행히도 시술을 하지 않으면 오히려 위험해진다는 주치의의 말은 C양이 불안을 누그러뜨리는데 도움이 되었다. 친절한 의사선생님은 피를 무서워한다는 C양의 마음을 이해하였고, 수술이 아닌 시술로 진행되기에 피가 철철 흐르지도 않을뿐더러 겉으로 흐르는 피를 C양이 보지도 못할 것이라 안심을 시켜주었고, C양은 무사히 시술을 받을 수 있었다.

C양의 피에 대한 과도한 공포는 특정공포증에 부합된다. C양의 특정공포증은 행동치료 및 치료적 노출을 통해 피에 대한 두려움을 완화시키고 극복할 수 있게 된다. 피와 관련된 상황에 점진적으로 노출하면서 조금씩 두려움에 직면하도록 하게 된다. 이 때 호흡 기법이나 마음챙김 기법을 사용하여 노출 과정에서 유발되는 불안을 수용할 수 있도록 한다. 노출 상황에서 불안감을 회피하지 않고 마음챙김 기법을 통해 수용하면서 불안을 다스릴 수 있는 경험을 하게 되면 피에 대한 공포를 극복할 수 있는 성공 경험을 갖게 되는 것이다.

### ▶ 거미는 위험하다는 착각

어린 시절을 시골에서 자란 D양은 다리가 많고 검은 색의 곤충을 보면 자지러지게 놀란다. 놀란 가슴은 잘 진정이 되지 않고 곤충 생각이 머리에서 떠나지 않는다. D양이 특히 무서워하는 곤충은 거미이다. 어린 시절 시골 한옥집에서 잠을 자다가 잠결에 닿은 거미줄과 차갑고 축축한 거미의 촉감은 징그럽고 끔찍한 느낌이었다. 공포스러운 악몽을 꾸다가 거미를 만지게 되었는데 D양은 거미를 볼 때면 시골에서 악몽을 꿀 때 느꼈던 공포와 끔찍함이 함께 떠올라 무서움을 견디기 어려웠다. 거미처럼 생긴 곤충만 보아도 무슨 불길한 일이 일어날 것 같은 예감과 함께 식은 땀이 흐르고 심장 박동이 빨라지며 눈 앞이 희미해져 주저앉고 싶어졌다. 거미의 잔상은 뇌리에서 떠나지 않고 아무리 떨치려해도, 아무거도 아니라고 마음을 진정시키려해도 징그러운 거미에 대한 생각에서 벗어나기 어려웠다.

D양은 동물형에 해당하는 특정공포증이 있다고 볼 수 있다. D양의 경우 거미에 대한 공포를 극복하기 위해 행동치료 접근을 시도해 볼 수 있다. 먼저 거미 사진이나 그림, 또는 영상을 접하면서 시각적으로 거미에 노출을 하도록 한다. 거미에 대한 시각적 노출에 익숙해지면 거미 모양을 한 가짜 모형을 접하면서 거미를 직면할 때 불안을 조절하는 시도를 해 본다. 이때 호흡을 조절하고 마음챙김 기법을 사용하여 긴장감을 조절하도록 한다. 점차적으로 실제 현실적인 거미에 노출을 시도하여 불안을 조절할 수 있으면 스스로에게 긍정 강화 또는 보상을 제공하고, 거미를 볼 때 느끼는 과도한 공포가 감소할 때까지 이를 반복한다.

### ▶ 비둘기는 무서운 새라는 착각

E양이 죽도록 싫어하는 동물은 비둘기이다. E양은 길을 지나다가 E양 곁에 비둘기가 갑자기 내려앉는 바람에 비둘기를 급히 피하려다 차도로 뛰어들 뻔한 경험이 있다. 친구들과 함께 걷다가 비둘기 떼가 있는 장소를 지날 때 비명을 지르면서 도망치는 E양을 친구들은 이해하지 못하였다. 친구들은 비둘기만 보면 아연실색하는 E양에게 장난삼아 비둘기 떼가 날아들게 비둘기 몰이를 한 적이 있는데 이 일로 E양은 친구들과

아주 심하게 다투기도 하였다. E양은 비둘기에게 모이도 주면서 비둘기를 무서워하지 않는 친구들이 신기하면서도 그런 친구들과 비교할 때 자신은 정상이 아닌거 같아 걱정이 되었다.

E양은 등굣길에 비둘기가 모여있는 장면을 보게 되면 멀리 돌아가더라도 그 장소를 피해서 가곤 하였다. 용기를 내어 비둘기가 있는 길로 가보려 했지만 비둘기 옆으로 가면 심장이 마구 뛰고, 숨이 잘 쉬어지지 않기도 하고, 머리가 멍해지는 바람에 비둘기가 보이지 않는 다른 길을 찾아야만 했다.

E양은 동물형에 해당하는 특정공포증으로 진단될 수 있다. E은 공포를 느끼는 비둘기라는 대상이 실제 위험한 대상이 아니라는 것을 인지적으로 알고 있으나 비둘기를 접하게 되면 느껴지는 공포감을 통제하기 어렵다. E양은 평소 걱정이 많고 사소한 문제에 예민한 성격을 갖고 있다. E양의 과민한 성격과 늘 불안해하는 특성이 특정 대상에 대한 과도한 공포와 관련이 있어 보인다. 또한 비둘기를 피하려다 차도로 뛰어들 뻔 했던 경험이 비둘기를 위험하게 인지하도록 한 연합 경험으로 형성된 것으로 보인다. E양의 경우에도 비둘기에 대한 점진적인 노출 기법과 행동치료, 마음챙김 기법이 비둘기에 대한 공포증을 극복하는데 사용될 수 있다.

### ▶ 칼을 피해야 살 수 있다는 착각

관심병사로 군대에 복무 중이던 B군은 방독면을 쓰고 훈련을 하는 중에, 그리고 행군 훈련을 하는 중에 반복적으로 기절을 하였다. 군 병원에서 여러 진료를 받았지만 신체적으로는 아무 이상이 없어 군 상담을 여러 차례 받았다. 훈련 중 기절을 하면 그 날 밤은 알 수 없는 불안에 잠을 잘 수 없었다. 기절하는 횟수가 늘어나면서 잠을 못 자는 날도 많아졌다. 잠을 제대로 자지 못하니 늘 정신이 몽롱하여 훈련에 임하는 시간이 더욱 괴로웠다. 급기야 군에서 공포탄으로 자살을 시도하는 일이 몇 차례 발생하였고, 정신병원에 입원과 퇴원을 반복하다 결국 의병전역을 하게 되었다.

의병전역 후 B군의 어머니는 B군에게 상담을 권유하여 상담실에 오게 되었다. B군은 군대에 가기 전부터 자주 악몽에 시달리며 잠을 제대로 자지 못했다는 호소를 하며 말문을 열었다. B군이 불면증에 시달리기 시작한 건 부모님이 집을 비운 사이 B군이 잠시 낮잠을 자고 있을 때 B군의 형이 B군에게 칼부림을 한 이후부터였다. 당시 B군의 형은 대학 입시를 앞두고 있는 시기였는데 귀가 후 B군이 피를 흘리고 있는 걸 보신 부모님은 B군을 지혈시키며 아무에게도 알리지 말라고 하셨다. 성적과 좋은 명문대에 집착하시는 아버지는 이런 일이 알려지면 B군의 형 입시에 차질이 있을 거라 여기셨던 것이다.

B군은 그 날 이후 칼처럼 보이는 날카로운 도구나 뾰족한 모양을 한 물건을 보면 형이 칼로 찌르던 장면이 떠올라 몸서리가 쳐졌다. 책상 모서리만 보아도 눈을 찌를 것 같은 공포가 느껴졌고, 칼에 대한 생각을 안하려고 안간힘을 썼으나 두려움이 사라지지 않았다. 잠이 들면 또 형이 칼로 공격을 하고,

자신은 무방비 상태로 칼에 찔릴 것 같은 공포에 잠을 이룰 수 없었다. '칼'이라는 단어만 떠올려도 공포스러워 칼이 나오는 드라마나 영화 장면은 보지 못했고, 집에서도 칼이 있는 주방 쪽으로 가까이 가지 못했다. 형이 대학에 입학한 후 집을 떠나 기숙사에 들어가면서 비로소 B군은 잠을 잘 수 있게 되었다.

대학 진학에 실패 후 군대에 입대한 B군은 각종 무기가 있는 군대 환경이 견딜 수 없었던 것이다. 누군가 자신을 공격할지 모른다는 불안감에 잠을 이룰 수 없었던 것이다. 상담 중 B군은 자신이 칼과 관련한 트라우마가 있음을 받아들였고, 형이 B군에게 칼로 상처를 입혔을 때 자신을 보호해주지 않았던 아버지에게 더 큰 상처와 분노가 있음을 깨닫게 되었다. 형의 공격이 있을 때 느꼈던 죽음의 공포, 그리고 그 공포를 외면하고 위로해주지 않은 채, 그런 상황에서도 입시와 사회적 체면만을 고집한 아버지에 대한 원망과 분노는 B군이 그 상황에서 당연히 느낄 수 밖에 없었던 감정이었다. 상담자를 통해 이러한 감정들에 대한 정서적 타당화가 이루어지면서 B군은 불안한 감정이 다소 조절되는 걸 경험할 수 있었다.

### ▶ 물에 빠져 죽을지 모른다는 착각

20대인 K군은 유난히 물을 무서워한다. 어린 시절 어머니가 강제적으로 수영장에 데려가 수영 강습을 받도록 한 경험이 있는데 수영장에 다녀오면 혼자 자기를 무서워하고 밤새 악몽을 꾸었던 기억이 있다. 아무리 수영 강습을 받아도 수영 실력이 늘지 않았다. 어머니는 다른 또래들은 쉽게 배우는 수영 자세를 따라가지 못하는 K군을 보며 답답해하면서 K군을 혼내곤 하였다.

대학에 입학을 한 후 과친구들과 해변으로 여행을 갔다가 친구들이 장난삼아 K군을 바다에 빠뜨렸는데 K군은 숨을 쉴 수 없었고 심장이 멎는거 같아 잠시 정신을 잃었다. 과 친구들은 K군의 상태가 심각해 보여 급히 119를 불러 응급실로 K군을 옮겼다. K군은 다른 친구들에 비해 유난히 물을 무서워하는 자신의 모습이 부끄럽기도 하고 이해하기 어렵기도 하였다. 이번에 바다에 빠졌을 때 정신을 잃은 상황도 이해가 되지 않았는데 왜냐하면 빠진 물이 전혀 위험하지 않은 아주 얕은 깊이의 바닷물이었기 때문이었다. K군은 어린 시절부터 수영장이나 호수, 바다 등 물과 관련된 장소에 가면 심장이 두근거리고 식은 땀이 나면서 공포감을 겪곤 하였는데 자신의 상태를 이해하고 원인을 알고자 상담실을 찾았다.

상담자는 K군에게 물과 관련된 안좋은 기억들이 있는지 탐색하였다. 상담자와 이야기를 나누면서 K군은 잊고 있던 어린 시절의 기억들을 떠올리게 되었다. K군은 5~6세 경 부모님과 강원도로 여름 휴가를 갔었다. 당시 부모님의 지인 가족과 함께 여행을 갔었는데 여행지는 강원도 계곡이었던 것으로 기억하였다. K군은 유치원생으로 아주 체구가 작은 아동이었고 부모님 지인 가족 중에도 K군 또래가 있었다. K군 아버지는 K군과 지인의 아들 둘을 데리고 계곡에서 물놀이를 하였다. 그 때 K군의 아버지는 둘을 양쪽 팔에 안고 계곡 깊은 곳으로 들어 갔는데 바위에 발을 헛딛는 바람에 K군과 지인 아들이 물에 빠지게 되었다. K군 아버지는 급히 K군을 먼저 물에서 건지고, 다음 지인 아들을 구했는데 당시 지인 아들은 호흡곤란으로 간신히 죽을 위기를 넘겼다고 하였다.

K군은 당시 일이 자세히 기억나지는 않지만 '난 죽을지도 몰라'라는 생각과 그 때 아버지의 공포스러운 표정이 떠오른다고 하였다. 이 후 부모님은 "물을 조심해야 한다", "물에 빠지면 빠져나올 방법을 알아야 한다"라는 교육을 수시로 하셨다. 그러면서 아버지는 계곡이나 해변으로의 여행은 가급적 피하시고 물가에 갈 때면 K군 손을 꼭 잡고 조심하라는 얘기를 수없이 반복하며 하셨다.

상담자는 K군의 물에 대한 공포는 K군 자신의 경험도 있으나 K군의 아버지가 물을 두려워하는 모습을 보며 관찰 학습된 측면도 있다고 해석하였다. 물을 보면 공포스러워하는 K군 아버지의 표정이 떠오르게 되고, 물과 K군 아버지의 두려움이 연합이 되어 물에 대한 두려움과 공포를 형성했을 것이라고 설명하였다. K군은 상담자와 이야기를 나누면서 물에 대한 과도한 불안이 일반적인 수준보다 지나친 이유를 이해할 수 있게 되었다.

• 제 4 장 •

# 사회불안장애

사회불안장애(Social Anxiety Disorder)는 타인에 의해 관찰될 가능성이 포함된 사회적 상황에 대한 과도한 두려움, 불안이나 공포를 특징으로 한다. 이러한 상황들은 낯선 사람과 만나는 사회적 상호작용, 타인이 보는 앞에서 먹거나 마시는 것이 관찰될 수 있는 상황, 연설이나 발표하기 등과 같이 타인 앞에서 수행을 하는 상황들이 포함된다.

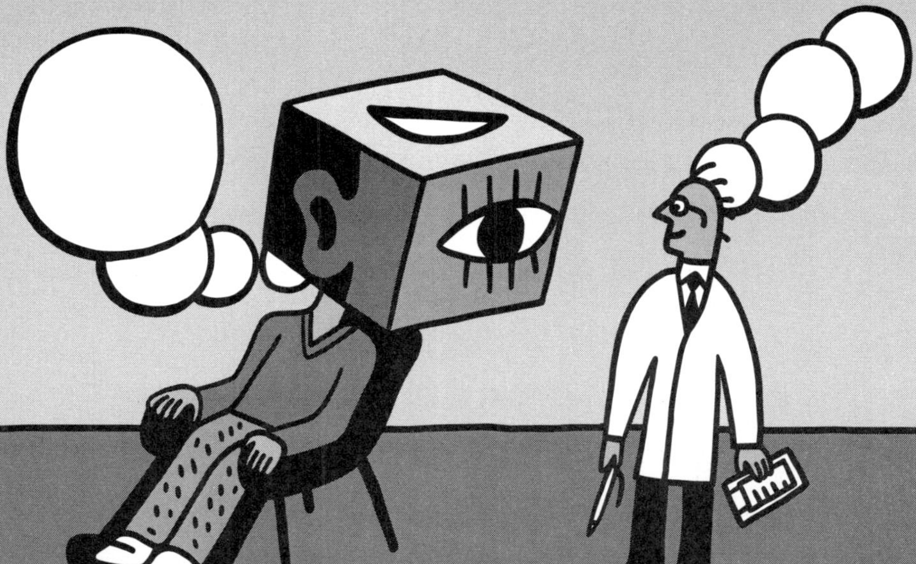

# 1. 진단기준과 임상적 특징

**✓ 사회불안장애의 진단기준**(DSM-5-TR)

A. 타인들에 의해서 관찰되고 평가받을 수 있는 한 가지 또는 그 이상의 사회적 상황에 대한 현저한 공포나 불안. 예를 들어, 사회적 상호작용(예: 타인과 대화를 하거나, 낯선 사람과 만나는 것), 관찰 당하는 상황(예: 타인이 보는 앞에서 식사하거나, 음료를 마시는 것), 타인 앞에서 수행을 하는 상황(예: 연설을 하거나 발표하기) 등이 포함된다. 아동의 경우는 불안이 성인과의 상호작용 뿐만 아니라 또래와의 상호작용에서도 나타나야 한다.

B. 타인으로부터 부정적인 평가를 받을 수 있는 행동을 하거나 불안증상을 나타내게 될 것을 두려워한다.(예: 모욕을 당하거나 당황하거나 거부를 당하거나 타인에게 피해

를 줄까봐 두려워 함)

C. 이러한 사회적 상황에 노출되면 거의 예외 없이 공포나 불안이 유발된다. 아동의 경우는 공포나 불안이 울음, 칭얼거림, 얼어붙음, 매달리기, 사회적 상황에서 말을 못하는 것으로 나타날 수 있다.

D. 사회적 상황을 회피하거나, 아주 심한 공포나 불안을 지닌 채 견디어 낸다.

E. 이러한 공포나 불안은 사회적 상황의 실제적 위험과 사회문화적 맥락을 고려할 때 지나친 것이어야 한다.

F. 공포, 불안이나 회피가 6개월 또는 그 이상 지속되어야 한다.

G. 공포, 불안이나 회피가 사회적, 직업적 또는 다른 중요한 기능영역에서 임상적으로 심각한 고통이나 손상을 초래한다.

H. 공포, 불안이나 회피가 물질(예: 남용약물, 투약)이나 다른 의학적 상태의 생리적 효과들로 인한 것이 아니어야 한다.

I. 공포, 불안이나 회피가 다른 정신장애(예: 공황장애, 신체변형장애, 자폐 스펙트럼 장애) 증상에 의해 더 잘 설명되지 않는다.

J. 만약 다른 의학적 질환(예: 파킨슨병, 비만, 화상이나 부상으

로 인한 손상)이 있다면 공포, 불안이나 회피는 이들과 연관되는 것이 아니거나, 지나치게 과도해야 한다.

### ▶ 임상적 특징

낯선 사람들과 함께 있을 때, 낯선 사람들 앞에 서야 할 때 대부분의 사람들은 긴장하고 어느 정도 불안해한다. 타인의 시선을 의식하고 나를 어떻게 보는지에 대하여 신경을 쓰게 되는 것은 자연스럽다. 그러나 그 불안이 과도하여 일상 생활을 방해하고 개인의 여러 가지 기능에 지장을 초래한다면 사회불안장애와 같은 심리적 문제로 발전할 수 있다.

사회불안장애는 낯선 사람들이 자신을 관찰하는 것 같이 느껴지거나 심지어는 단순히 낯선 사람들과 맞닥뜨릴 것 같은 사회적 상황에서 타인의 시선과 평가를 비현실적으로 과도하게 두려워 하는 경우를 말한다. 사회불안장애는 최초에는 사회공포증이라는 개념으로 소개되었다. Marks와 Gelder(1966)는 특정 과제를 하는 동안 다른 사람들이 자신을 지켜보는 상황에서 매우 불안해 하는 사람의 상태에 대하여 사회공포증이라는 개념을 사용하였다. 이 개념이 DSM-Ⅲ에서 '사회공포증'이라는 공식적인 진단명이 되면서 정신장애 중 하나로 알려지게 되었다. DSM-Ⅲ에서 사회공포증은 '타인에게 관찰되는 한 가지 이상의 수행상황에서 나타나는 두려움'으로 기술되었다

(APA, 1980). 그러나 이후 사회공포증을 지닌 사람들이 수행상황만이 아니라 다양한 사회적 상황에서 불안을 느낀다는 점에 주목하여 불안을 느끼는 상황의 범위가 넓혀지게 되었다. 따라서 DSM-5-TR에서는 사회불안을 유발하는 상황의 특성에 따라 사회불안의 하위유형을 질적으로 구분하였다. 사회불안이 유발되는 상황은 다른 사람과 일상적인 대화를 하거나 낯선 사람을 만나는 일상적 상호작용 상황, 타인과 식사를 하거나 타인 앞에서 음료를 마시는 것과 같이 관찰 당한다고 느끼는 상황, 타인 앞에서 발표나 연설을 하는 것과 같이 타인 앞에서 수행을 해야 하는 수행상황 등이다.

사회불안장애를 지닌 사람은 타인을 만나거나 이야기하는 일상적인 상황에서 불안과 두려움을 느낀다. 이들은 여러 명의 친구들과 이야기하기, 낯선 사람과 만나기, 이성과 이야기하기 등의 상황에서 불안을 경험한다. 이들은 자신의 행동이 자연스럽지 못할까봐, 자신이 어리석어 보일까봐, 무시 당할까봐, 거절 당하거나 인정받지 못할까봐 사람들과의 접촉을 피한다. 이런 증상이 지나치면 사회불안 장애를 지닌 사람은 직장이나 데이트 등의 사교 활동을 하기 어렵게 된다. 비판을 받거나 거절 당하는 것이 너무나 두렵기 때문에 새로운 친구를 만들기 어렵고 친한 친구나 가족과만 어울리게 된다.

사회불안장애를 지닌 사람은 타인이 자신을 관찰하거나 관찰하고 있다고 상상하는 상황에서 불안이 유발된다. 다른 사람과 먹거나 마시는 상황, 사람들이 앉아 있는 방에 들어가야 하는 상황, 타인 앞에서 글씨를 써야 하는 상황, 주로 남성의 경우 공중화장실에서 소변을 보는 상황은 두려움과 공포를 일으킨다. 특히, 여러 사람들 앞에서 발표나 연설을 해야 하거나 타인이 지켜보고 평가하는 가운데 어떤 일을 수행해야 하는 상황에서는 극심한 공포감을 경험한다. 수행상황에서 불안을 경험하는 사람들은 유독 자신의 불안한 생각이나 이로 인한 느낌과 같은 내적인 증상에 주의를 기울이고 이러한 증상이 노출될까 걱정하며 증상을 의식하기 때문에 더욱 과도한 불안이 유발된다.

사회불안장애를 지닌 사람들은 자신의 외모를 사람들이 관찰하고 판단한다는 과도한 두려움에 휩싸이고 자신의 사회적 기술을 의식하며 타인의 생각에 지나치게 과민하다. 이들은 이러한 두려움으로 인해 여러 가지 생리적, 인지적, 행동적 증상들을 경험한다. 이들이 경험하는 생리적인 증상은 안면 홍조, 심박항진, 떨림, 경련, 땀 흘림 등이며, 인지적으로는 과도하게 염려하고 자신을 부정적으로 평가하는 부정적 자아개념, 자기초점화된 정보처리, 완벽주의적 사고와 최악의 상황을 예측하는 파국화 등이다. 이러한 증상과 함께 이들은 말을 더듬거나 시선을 회피하거나 부적절한 행동을 하는 것과 같은 행동적 증상을 경험한다. 특히, 타인이 자신을 관찰할만한 상황을 만들지 않고 피하는 회피행동은 행동적 증상 중 대표적인 행동이다. 이들의 회피행동은 일시적으로는 불안을 감소시키지만 결국 사회적 상황을 객관적으로 볼 수 있는 기회를 줄이고 상황에 직면할 수 있는 경험을 차단시킴으로서 증상을 악화시키는 역할을 한다(Clark & Arkowitz, 1975).

### ▶ 유병률

사회불안장애는 불안장애 중 가장 높은 유병률을 보이는 장애로(APA, 2013), 평생 유병률은 3~13%로 나타났다. 미국의 경우 일년 추정유병률은 약 7%이고, 미국과 동아시아 국가에서 증가하는 것으로 보인다. 우리나라 정신질환 실태 역학 조사에 의하면 사회불안장애의 평생 유병률은 2011년 8.7%로 알코올 사용장애 다음으로 높았으며, 일년 유병률은 2011년 6.8%로 높은 증가율을 보이는 것으로 나타났다(보건복지부, 2012). 사회불안 장애는 아동기에 사회적으로 억제되었거나 수줍음을 많이 타는 아동기를 보낸 10대 중반의 청소년에 주로 발병하여 성인기에 약화되거나 완화되기도 하지만 일생 지속하는 경향이 있다. 역학조사에 따르면 남성보다 여성에게 더 흔한 것으로 보고되지만 임상 환자를 대상으로 한 연구에서는 성별의 차이가 없거나 남성에게 더 흔한 것으로 나타났다.

# 2. 원인

사회불안장애의 원인은 크게 두 가지로 구분하여 살펴볼 수 있다. 하나는 유전 및 기질과 같은 생물학적 요인이며, 다른 하나는 인지적 요인 및 외상사건을 포함한 생애초기의 부정적 경험, 부모의 양육태도와 같은 심리사회적 요인이다.

## 1) 생물학적 요인

사회불안 장애의 원인을 유전적 요인에서 찾는 노력은 쌍둥이 연구와 가족연구를 통해 이루어졌다.

쌍둥이를 대상으로 면담을 실시한 연구에 따르면 일란성 쌍둥이인 경우 사회불안장애의 일치율은 24.4%였으며, 이란성 쌍둥이의 경우는 15.3%였다. 이같은 연구 결과는 사회불안장애 발병에 유전적 요인이 관련이 있음을 보여준다. 그러나 다른 연구(Skre, et al., 1993)에서는 일란성 쌍둥이와 이란성 쌍둥이

간에 큰 차이가 없는 것으로 나타나 유전적 요인이 사회불안장애에 미치는 영향에 관한 연구결과는 일관되지 않아 보인다. 이에 일부 연구자들(Mathew, et al., 2001)은 사회불안장애 자체가 유전되기보다는 사회적 불안에 대한 민감성이 유전되는 것이라는 주장을 제기하기도 하였다.

사회불안장애의 원인을 가족대상에서 찾는 연구들도 있다. 가족연구에 따르면 사회불안장애를 지닌 사람들의 가족과 정상인의 가족 및 친척들을 비교한 결과 사회불안장애의 유병률이 장애를 지닌 사람들의 가족에서 유의미하게 높은 것으로 나타났다(Stein, et al., 1998). 이는 사회불안장애를 지닌 사람들의 자녀를 대상으로 했을 때도 마찬가지였다. 그러나 유전은 공유된, 또는 공유되지 않은 심리사회적 가족환경과 상호작용을 통해 영향을 미치는 측면이 있기 때문에 연구결과를 해석하는데 제한이 있다.

사회불안장애에 영향을 미치는 생물학적 요인에는 행동억제와 같은 기질적 요인이 있다. 행동억제란 처음 접하거나 친숙하지 않은 사물이나 사람, 또는 상황에 노출되었을 때 일관되게 두려움과 회피를 보이는 경향을 말한다(Kagan, 1994). 행동억제는 생애 초기에 나타나 발달과정에서 안정적으로 지속된다. 여러 종단 연구에 의해 생후 21개월에 관찰된 행동억제는 10개월이 지난 후에도 유지되었고(Garcia-Coll, et al., 1984), 8－12세에 관찰된 행동억제는 17－24세에 해당하는 성인초기까지 안정적으로 유지된다는 사실이 밝혀졌다(Gest, 1997). 한 연구에 의

하면 생후 2세 시기에 행동억제를 보인 유아들을 11년 후 청소년시기에 추적 조사하였더니 행동억제를 보이지 않은 청소년에 비해 사회공포증상을 더 많이 가진 것으로 나타났다(Schwartz, 1999). 이러한 연구들은 행동억제가 사회불안장애의 발병과 관련이 있음을 반복적으로 지지한다.

행동억제의 기저에는 변연계중에서 편도체 영역이 기여한다고 알려졌다(Kagan, 1994). 편도체는 친숙하지 않은 사건에 반응하고 혐오사건에 대한 공포반응을 획득하는데 관여하는 기관으로, 편도체로부터 줄무늬체, 시상하부, 교감신경계 및 심혈관계로 신경회로가 연결되어 있다. 연구에 의하면 편도체의 역치 수준이 낮은 유아인 경우 친숙하지 않은 상황에서 쉽게 불편해하고 울음을 터뜨리며 공포반응을 보이는 것으로 밝혀졌다. 뇌 영상 촬영에서도 2세 당시 행동억제군으로 분류되었던 성인의 편도체 활동 정도가 탈억제군으로 분류된 성인에 비해 더욱 큰 것으로 나타났다. 이처럼 아동기의 행동억제와 같은 수줍은 기질이 청소년기 이후의 사회불안장애를 예측한다는 연구결과가 많으나 그럼에도 그 정도가 두드러지지는 않다고 보며, 기질적 요인은 심리사회적 요인들과 조합했을 때 위험요인으로 작용할 것으로 여겨진다.

## 2) 심리사회적 요인

### ① 인지적 요인

인지적 관점에서는 사회불안장애를 유발하는 인지과정에 초점을 맞춘다. 인지 과정은 다음과 같은 다양한 경로로 사회불안을 유발한다고 설명한다. 첫째 사회불안장애를 지닌 사람들은 자신의 수행도에 적용할 기대수준이 너무 높으며, 자신의 행동에 따른 후속 결과에 대해 비현실적으로 부정적인 믿음을 갖고 있다. 둘째, 이로 인해 사회적인 두려움을 느끼기 시작하면 자신의 내부 감각에 주의를 기울이는 자기초점적 주의를 하게 된다. 사회상황에서 상대방보다 상대방이 자기를 어떻게 지각할 것인지에 대해 더 많이 생각하면서 사회 장면에서의 어색함이 조장된다. 셋째, 결과적으로 생기는 불안은 회피 혹은 안전행동을 취하게 하며 사회 상황에서의 대처 능력이 저해되는 악순환이 생기게 된다.

이러한 악순환을 유지하는데 기여하는 네가지 인지적 요인들은 다음과 같다. 첫째, 사회불안장애를 유발하는데 핵심 요인인 부정적 자기 지각이다. 사회불안장애를 지닌 사람들은 사회적 상황에 부딪히면 주의의 초점을 자기에게로 돌리고, 자신을 부정적으로 평가하는 과정에 몰두한다. 이 과정을 반복하다 보면 지속적으로 부정적이고 왜곡된 자기상을 형성하고 결국 이러한 자기상이 마치 사실인 것처럼 지각하게 된다. 둘째, 사회적 부담에 대한 과도한 평가이다. 사회불안장애를 지닌 사람들은 사회적 상황을 통해 얻게 되는 결과에 대하여 인지적 편향으로 평가를 하여 사회불안의 악순환을 유지한다. 이들은 말할 때 얼굴이 빨개지거나 말문이 막히면 다른 사람들이 싫어하고 배척할 것이라고 믿는 것과 같은 역기능적 신념을 갖는다. 셋째, 정서반응 통제에 대한 낮은 지각이다. 이는 사회적 스트레스가 발생했을 때 경험하는 불안 반응에 대하여 통제할 수 없다고 지각하는 정도를 말한다. 사회불안장애를 지닌 사람들은 사회상황에서 예기치 못한 갑작스런 감정반응들, 예를 들면 얼굴이 빨개지거나, 가슴이 두근거리고 목소리가 떨리는 것과 같은 반응을 경험한다. 이들은 이러한 감정반응을 경험하면서 자신의 감정 및 신체반응이 자신의 통제 밖에 있다고 여기게 된다. 자신의 불안반응을 통제할 수 없다고 지각할 때 이 증상은 증폭된 두려움으로 경험되어 아예 사회적 상황 자체를 회피하게 된다. 넷째, 사회기술에 대한 부정적 지각이다. 사회불안이 높은 사람은 자신의 사회적 기술이 낮다고 주관적으로 평가한다. 이들은 자신의 사회성이 부족하지 않을 때조차 자신의 사회적 행동을 지나치게 부정적으로 평가한다. 심지어 다른 사람들로부터 긍정적 평가를 받는 것에 대해서도 두려움을 느끼고 부정적으로 해석하는 편향성을 지닌다.

### ② 외상사건을 포함한 생애초기의 부정적 경험

인간은 부정적인 사회경험을 하게 되면 이와 유사한 상황을 무서워하게끔 고전적 조건형성이 될 수 있고, 조건형성이 되면 무서움을 피하기 위해 회피행동을 지속한다. 사회불안장애가 있는 사람들 중 사회적 평가 상황에서 당황하거나 창피스러운 경험을 한 이후 사회불안증상이 시작되었다고 호소하는 경우가 종종 있는 것은 사회 불안증상이 조건형성에 의해 촉발될 수 있음을 보여준다. 연구에 의하면 사회불안 장애 환자 중 57%가 자신의 불안장애는 직접적인 조건 경험에 의한 것이라 믿고 있다고 보고하였으며, 이들 중 많은 수가 자신의 조건 경험을 실제 기억할 수도 있었다고 한다. 사회적 상황에서 실패를 경험하거나 창피를 당했을 때, 사회적으로 굴욕감을 경험하거나 비난의 대상이 되었을 때 어린 시절 놀림을 당하거나 사회적 외상 경험을 하였을 때 이는 사회 상황을 두려워하고 회피하도록 조건형성을 하게 된다. 조작적 조건형성은 이런 회피행동을 지속하는데 기여한다. 왜냐하면 회피행동을 하면 두려움을 덜 느끼게 되는데 이것이 회피행동을 강화하기 때문이다. 사회불안을 회피하는 행동은 안전행동이라는 미명하에 지속될 수 있다. 사회불안장애에서 나타나는 안전행동에는 눈맞춤 피하기, 진행 중인 대화에서 벗어나기, 남들과 떨어져 있기 등이다. 이러한 행동은 일시적으로는 타인으로부터의 부정적 반응을 회피하려고 취한 것이지만 추후 타인과의 관계를 어색하게 하고 실제 타인으로부터 부정적 반응을 일으키는 악순환으로 연결될 수 있다.

### ③ 부모의 양육태도

부모의 양육태도는 대부분의 정신병리와 관련이 깊으며, 사회불안장애도 예외는 아니다. Parker(1979)는 부모의 양육태도가 사회불안을 유발하는 과정을 구체적으로 설명하였다. 즉, 부모가 보살핌은 적게 하고 과잉보호를 하게 되면, 부모-자녀 관계가 만족스럽게 형성되지 못하고, 자녀는 이후에 대인관계상황에서 어려움을 겪게 된다. 대인관계상황에서의 어려움은 사회불안으로 나타나게 되며 사회불안장애로 이어질 수 있다.

불안장애와 관련 있는 부모양육태도는 수용과 통제의 차원에서 살펴볼 수 있다. 수용의 차원은 따뜻함과 반응성의 축과 거부와 비난의 축으로 이루어진다. 부모가 자녀의 부정적 정서에 대해 거부하거나 비난하지 않고 수용하면 자녀는 자신의 감정을 조절하고 부정적 정서를 감내하게 되며 이를 통해 불안 민감성이 감소한다. 한편, 통제의 차원은 자녀의 일상 활동을 과도하게 규제하거나 과잉보호하는 통제의 축과 자율성을 부여하는 축으로 이루어진다. 사회불안장애 환자를 대상으로 부모의 양육태도를 회고하도록 한 결과 환자들이 회고한 부모의 양육태도 중 과잉보호와 거부는 사회불안장애와 관련이 있음이 밝혀졌다(Lieb et al., 2000).

# 3. 치료

사회불안장애는 흔히 발생하는 정신장애 중 하나이지만 주로 발병하는 청소년기는 자아 정체감과 인격 형성, 학업, 진로, 대인관계 등 중요한 발달과제가 성취되는 시기이므로 치료에 관심을 갖고 접근해야 한다. 특히, 적절한 치료가 이루어지지 않으면 사회불안장애는 일생동안 지속되어 만성화될 수 있고, 사회적, 직업적 기능에 손상을 주어(Kessler, 2003) 성인기로 이행하는 것을 방해한다. 그러나 이 장애는 겉으로 쉽게 증상이 드러나지 않고, 증상을 성격적으로 수줍은 때문이라고 간과하여 적절한 치료시기를 놓칠 수 있다. 사회불안환자들은 치료 받기를 스스로 꺼리는 경향도 있다. 사회불안환자들이 치료를 원하지 않는 이유에 대하여 일부 학자는 이들이 사회적 관계를 회피하려는 성향 때문에 자신의 문제를 타인과 나누고 싶어하지 않고, 치료를 가치있는 선택이라고 생각하지 않으며 실생활에서는 주로 불안 상황을 회피하기 때문에 일상에서의 불안경험이 오히려 적고, 자신의 감정적 어려움을 다른 누군가에게 얘기하는 것이 매우 힘들기 때문이라고 설명하였다(Butler & Wells, 1995). 임상적으로도 사회불안장애의 경우 치료를 받으러 가는 사람이 1/3에 불과하다는 보고도 나온바 있다(Erwin, et al., 2004).

사회불안장애에 가장 효과가 있는 치료 방법은 인지행동치료인 것으로 알려져 있다. Heimberg(2002)의 집단 인지행동치료는 가장 전통적인 인지행동치료이다. 이 치료에서는 환자들이 두려워하는 사회적 상황에 대하여 치료 회기 내 노출을 하도록 하고 있다. 이와 더불어 노출 훈련 전, 노출 동안, 노출 후의 인지 재구조화를 강조하고, 사회적 상황에서 일어날 수 있는 비합리적 신념을 수정하는데 초점을 맞춘다. 이 치료는 환자들이 불편해 하는 사회적 상황인 집단으로 진행되므로 이러한 치료 환경 자체가 환자의 치료적 변화를 위한 것이라 할 수 있다.

사회불안장애의 인지적 모델을 제안한 Clark와 그의 동료들(1995)은 이 모델을 기반으로 사회불안장애에 대한 인지치료를 개발하였다. 이 치료에서는 부정적인 자기 처리 과정, 자기 초점적 주의, 안전행동과 같은 사회불안장애를 유지시키는 요인에 초점을 맞춘다. 이들은 행동실험을 통해 사회불안장애 환자들의 사회적 상황에 대한 가정이 비합리적임을 확인하고, 안전행동을 하지 않았을 때 자신들이 걱정하는 파국적 결말이 일어나는지를 확인함으로서 인지적 변화를 유도한다. 이 치료에서 주로 사용하는 치료법은 자기 초점적 주의와 안전행동의 부정적 효과를 확인할 수 있는 행동 실험, 주의 초점을 외부로 향하게 하는 훈련, 부정적 자기상을 수정하기 위한 비디오 피드백, 환자들이 두려워하는 상황을 다른 사람들은 어떻게 생각하는지 물어보고 확인해 오기, 문제가 되는 사회불안과 관련된 가정들에 대한 인지 재구조화 등이다.

Hofmann은 사회적 실수 노출을 활용하여 인지행동치료를 개발하였다. 이 치료에서는 타인의 기대 수준에 대한 인지 재구성을 통해 사회적 상황에 대한 목표 설정의 문제를 다룰 수 있다고 본다. 또한 주의 전환 훈련을 통해 자신의 신체 증상이나 자신의 부정적 측면에 주의를 기울이는 자기 초점적 주의를 상황 자체나 다른 외부 상황으로 주의를 전환시키는 쪽으로 변화시킨다. 또한 내적 감각 노출을 시행함으로서 신체 증상이 위험한 것이 아니고, 사회적 상황에서 일어날 수 있다는 것을 알려준다. 비디오 피드백, 거울 노출 훈련, 집단 피드백 등은 자신에 대한 부정적인 지각을 수정하는데 사용되며, 일부러 사회적 실수들을 시행하는 행동 실험을 통해 사회적 상황에서 부정적인 행동이 일으킬 손실에 대해 과대 추정하는 것을 변화시킨다.

사회불안장애가 심한 경우에는 약물치료를 하기도 한다. 이 때 사용하는 약물에는 베타억제제를 비롯하여 삼환계 항우울제와 모노아민 산화억제제, 선택적 세로토닌 재흡수 억제제 등이 있다. 그러나 약물치료의 경우는 약물을 중단하면 증상이 재발되므로 심리치료를 병행하는 것이 보다 효과적이다.

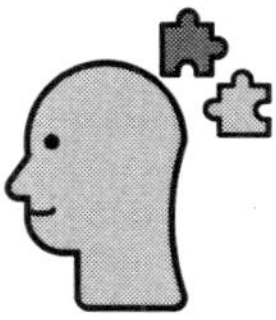

# 4. 사례

▶ **발표를 잘 해야 유능하다는 착각**

명문대 공대생인 F군은 졸업을 한 학기 앞두고 졸업논문계획서를 발표하는 자리에서 패닉을 경험하였다. 여러 교수님들과 전공학우들이 지켜보는 가운데 논문 계획서를 발표하는 자리는 평소 발표 불안이 있는 F군이 견디기 어려운 자리였다. F군은 사람들 앞에 발표를 할 때 자신이 얼마나 긴장을 하는지 누구보다 잘 알고 있었기 때문에 한 달여 전부터 발표를 준비하였다. 토시 하나 빠뜨리지 않고 발표문을 외우고 거울 앞에서 수백 번도 넘게 발표 연습을 하였다. 예상되는 질문들의 목록을 작성하여 질문들에 대한 답변을 어떻게 할지에 대하여도 빠짐없이 준비하는데 최선을 다하였다.

논문 계획서를 발표하는 당일 초조하고 긴장이 되었지만 애써 숨을 가다듬으면서 발표장소까지 가서 대기하였다. 발표하는 시간이 다가오자 F군은 서서히 숨 쉬기가 어려워지는 걸 느끼기 시작하였다. 자신의 순서가 되어 발표하는 자리로 나가 사람들 앞에 섰을 때 F군은 눈 앞이 캄캄해지기 시작하였다. 그토록 치밀하게 준비를 한다 생각하면서 준비를 하였건만 자신이 준비한 멘트가 떠오르지 않았다. 처음 몇 분 동안은 간신히 입을 열어 생각나는대로 더듬으면서 몇 마디를 이야기하였다. 그러나 몇 분이 지나자 더 이상 어떤 내용을 이야기해야할지 떠오르지 않았고, F군은 사람들 앞에서 얼어붙고 말았다. 얼굴이 화끈하게 달아오르면서 식은 땀이 나고, 동공이 흔들리는 걸 느꼈는데 갑자기 희미하게 뒷자리에 앉아있던 학우 몇 명이 자리에서 일어나 문 밖으로 나가는 모습이 F군의 눈에 보이기 시작했다. 그 순간 F군은 자리를 뜬 학생들은 분명 자신이 떨고 있는 모습을 보기 불편하기 때문에 자신의 모습을 보기 싫어서 강의실을 나간 것이라는 생각이 들었다. F군은 더 이상 발표하는 교단에 서있기가 힘들어졌고, 사람들을 불편하게 하느니 자신이 발표를 포기하는게 낫겠다는 생각이 들어 교수님께 그만하고 싶다는 말을 하고는 교단에서 내려왔다. 그 날 이후 F군은 캠퍼스에 돌아가지 않았다. 졸업을 한 학기 앞두고 휴학을 하였고, 이후 휴학을 거듭하면서 대학 졸업을 미루고 있다. 더 이상 졸업을 미룰 수 없고 휴학을 할 수 없는 상황이 되었을 때 F군은 상담실을 찾아왔다.

상담을 통해 알게 된 건 F군의 아버지가 어릴 때부터 F군에게 발표의 중요성을 강압적으로 주입시키고, F군의 발표능력을 키워주려고 호되게 훈련을 시키려 했다는 것이다. 초등학교 저학년부터 F군의 아버지는 학교 가기 전 날이면 F군이 다음 날 발표할 내용을 아버지 앞에서 미리 연습을 하도록 하였다. F군이 발표에 실수를 하면 F군을 몰아붙이며 혼을 냈고, 체벌을 하기도 하였다. 아버지 앞에만 서면 온 몸이 굳어지는 느낌이 들었고, 아버지가 발표 연습을 시키면 시킬수록 F군의 발표에 대한 두려움은 커져갔다.

F군 아버지는 아버지대로 발표력에 집착하는 이유가 있었다. F군 아버지 자신이 학창 시절 부모님들 앞에서 5분 스피치와 같은 발표를 할 때 너무 떨려서 발표를 끝내지 못한 경험이 있었다. F군의 아버지는 심하게 떠는 자신을 보며 부모님들과 친구들이 웅성웅성 대고 그 날 이후 친구들에게 놀림을 받은 기억을 갖고 있다. 그 이후 F군의 아버지는 남자는 발표를 잘해야 성공한다는 믿음을 갖게 되었다. 발표를 못하는 사람은 쓸모없고, 발표를 잘해야만 인정받을 수 있다는 F군 아버지의 신념은 아버지 자신만이 아니라 F군을 지속적으로 괴롭혔다.

F군은 발표를 못하는 인간은 한심하고 쓸모없고, 비웃음의 대상이 될 뿐이라는 아버지의 비합리적인 신념이 오랫동안 자신을 얽매고 있었다는 것을 깨닫고 그러한 왜곡된 신념에서 벗어나려고 노력하고 있다.

### ▶ 나를 비웃고 있다는 착각

C양의 막내 동생이 태어나던 해 C양의 부모님은 세 자녀 중 장녀인 C양을 C양의 조부모님께 부탁하였다. 맞벌이인 부모님은 세 자녀를 양육하기 버거웠던 터라 그래도 세 자녀 중 어느 정도 큰 장녀인 C양을 조부모에게 맡기는게 낫다는 생각에서였다. 당시 C양은 7살이었고 초등학교 입학을 앞두고 있었다. 할아버지 할머니와 함께 살면서 C양은 인근 초등학교에 입학하였고, 당분간만 지내다 곧 부모님께 돌아갈 거라는 예상과 달리 부모님과 떨어져 지내야 하는 시간은 길어져 갔다. C양은 어릴 때부터 또래에 비해 덩치가 큰 편이었고, 입학한 초등학교는 동네 작은 초등학교인지라 유치원 시기부터 같이 놀던 아동들이 그대로 초등학교로 올라가 유치원 친구들이 초등학교 친구가 되는 분위기의 학교였다. 낯선 친구들, 낯선 학교에서 C양은 어떻게 지내야 할지 알 수가 없었다.

또래와 어떻게 어울려야 할지 모르던 C양은 친절하게 대해 주시는 학교 돌봄교실 선생님이 좋았고, 시간만 나면 돌봄교실 선생님을 찾아가 돌봄교실에서 시간을 보냈다. C양이 학교 아이들이 자신을 대하는 태도가 이상하다고 느낀건 한참 지나서였다. 초등학교 2학년이 지날 무렵 갑자기 반 아이들이 자신에게 이상한 욕을 하면서 자신을 교실 구석으로 몰고 갔고 C양은 분위기가 무서워 돌봄 선생님에게 도움을 청했다. 선생님이 아이들을 추궁하자 아이들은 장난이고, 몰카 장난이었다고 하며 상황을 모면했는데 이 후 C양에게 욕설을 하며 괴롭히는 일은 초등학교 내내 반복되었다.

점차 C양은 학교 가기를 거부하고 사람 만나기를 피하게 되었다. 할머니에게 애들이 놀려 학교 가기 싫다고 하면 영문을 모르는 할머니는 강제로 학교에 보냈고, 심지어 매를 들면서 C양이 학교에 간다고 할 때까지 매질을 하셨다. 다소 형편이 나아진 부모님은 초등학교 고학년이 된 C양을 조부모집에서 데려오셨고, C양은 부모님, 그리고 동생들과 다시 살게 되었다.

다른 학교로 옮기게 되면 학교 생활이 나아질 거라 생각하였다. 하지만 이전 학교부터 위축된 C양의 행동은 전학을 간 학교에서도 놀림과 괴롭힘의 대상이 되기는 매한가지였다. 중학교에 진학하면서 C양은 등교 거부를 본격적으로 하기 시작하였다. 등교 준비를 해야 하는 시간에 늦잠을 자고 지각과 결석을 반복하였다. 맞벌이를 하시는 부모님은 애가 타서 C양을 깨워 등교시키려 했지만 부모님이 출근하신 후엔 다시 침대에 누워 일어나지 않았다.

"2년 동안 시체처럼 침대에 누워 있었어요." C양이 상담사에게 했던 첫 마디는 이렇게 시작하였다. 상담실을 찾은 건 고등학교 입학을 거부하고, 학업중단 청소년으로 한 동안 지낸 후였다. 집 밖을 나가면 모두 나를 쳐다보며 비웃는다고, 비웃는 사람들이 너무 무섭다고, 너무 무서워서 밖에 나갈 수가 없다고 하였다. C양이 그런 두려움을 무릅쓰고 상담실에 도움을 청한 것은 C양 어머니의 애타는 설득 때문이었다.

C양 어머니는 세 자녀를 키우기 버겁다는 이유로 어린 C양

을 조부모에게 맡겼던 지난 날들이 늘 후회스러웠다. 부모와 떨어져서 제대로 돌봄을 받지 못했을거라는 죄책감에 C양이 아침에 일어나지 않고 등교거부를 하고, 고등학교 진학을 포기할 때 C양이 고집하는 것을 꺾지 못했다. 지난 과거를 어떻게든 보상하고 싶은 C양 어머니가 선택한 길은 C양 마음을 편하게 해주고, C양이 원하는 대로 하게 하는 것이었다. 그런 어머니의 애절한 마음이 C양을 일으켰을까. C양은 상담을 받아보자는 어머니의 간곡한 부탁에 상담실을 찾으며 조금씩 세상으로 나아갔다.

### ▶ 모두 나만 보고있다는 착각

J양을 낳고 몇 년 후 남편을 사별한 J양의 어머니는 친정의 도움으로 생활을 꾸려가지만 하나뿐인 딸마저 잃을까봐 늘 불안하다. 딸이 잠시라도 보이지 않으면 딸에게 무슨 일이 일어난 건 아닌지 걱정이 앞선다. J양이 유치원을 다닐 때 등하원은 물론, 초등학교에 J양이 입학한 후에도 어머니는 늘 동행하였다. 유치원이나 학교에서 거리가 먼 장소로 현장학습을 가게 되면 J양의 어머니는 갖은 이유를 들어 J양이 참석하지 못하도록 하였다. 대중교통을 이용하는 건 허용되지 않았기 때문에 J양은 중학교를 졸업할 때까지 친구들과 어울려 버스를 타거나, 지하철을 타고 외출을 하는 경험을 할 수 없었다. 심지어 중고등학교에서 수학여행을 가보지도 못한 채 대학생이 되었다.

J양에게 집착하는 어머니와 달리, 한시도 자신에게서 눈길

을 떼지 않는 것처럼 느껴지는 어머니에게서 J양은 늘 독립하고 싶었다. 어머니가 통제가 심해지면 심해질수록 J양은 대학교에 가면 반드시 독립해야겠다는 결심을 확고히 하곤 하였다. 어떻게 하면 어머니에게서 벗어날 수 있을까하는 생각을 하며 독립을 꿈꾸곤 했지만 한편으로는 그런 마음을 엄마가 알게 되면 얼마나 실망하실까 죄책감이 들기도 하였다.

대학에 입학하면서 기숙사 입학 문제를 계기로 엄마와 심하게 다투게 되면서 J양은 죽고 싶다는 충동을 느꼈고 그런 충동이 낯설지 않다는 느낌이 들자 이제 누군가의 도움이 필요하다는 생각을 하게 되어 상담실을 찾게 되었다. J양은 아주 오래전부터 심한 우울감과 자살충동을 지니고 있었던 것이다.

J양은 일거수일투족을 엄마의 통제권안에서 움직였기 때문에 친구들과 어울려 분식집을 간다거나, 학원을 같이 간다거나, 친구집에 모여서 과제를 함께 하는 활동을 할 수 없었다. 엄마 외에는 어울리거나 같이 대화할 수 있는 상대도 별로 없었기에 J양은 다른 사람들과 어떻게 지내야 하는 지 알 수 없었다. 초등학교 저학년까지 J양은 별 문제없이 지내는 것처럼 보였다. 나서기도 좋아하고 까불기도 좋아하는 J양의 모습을 이상하게 보는 친구들은 별로 없는 듯 하였다. 하지만 초등학교 고학년이 되면서 J양은 자신이 수업시간에 발표를 할 때 반 아이들이 수군수군 대거나 킥킥 대고 있다는 걸 느끼게 되었다. J양은 그 때부터 다른 아이들이 말하거나 행동하는 방식이 자신과 다르고 자신이 다른 아이들의 모습을 잘 이해하고 있지

못하다는 걸 알게 되었다. 그리고 다른 아이들이 깔깔 대고 웃을 때 자신은 아이들이 왜 웃는지 모르겠고, 자신이 우습다고 하는 말에 아이들이 시큰둥하다는 것도 알게 되었다. 이런 일이 반복되면서 J양은 아이들 무리에 같이 있는게 불편해졌고 수업 시간에 아이들과 같이 교실에 앉아 있는 거도 긴장이 되었다. 체육시간엔 아프다고 핑계를 대고 혼자 교실에 들어와서 엎드려 있곤 했는데, 체육수업이 끝나고 아이들이 들어오는 소리가 들리면 책상에 엎드린 채 학교 일과가 끝날 때까지 일어나지 않았다. 엎드린 채 마음 속으로는 '나는 왕따고 찐따야'라는 혼잣말을 계속 하였다.

J양이 제일 지옥같던 시간은 급식시간이었다. 급식실은 기다란 탁자에 의자가 다닥다닥 붙어 있었는데 친한 아이들끼리 모여 앉는 바람에 남아있는 끄트머리에 혼자 가서 앉아 급식을 하는 시간은 괴롭고 고통스러웠다. 자신이 앉아 급식을 먹으면 옆에 아이들이 눈치를 주는 것 같고, 달가워하지 않는 거 같았다. 주위 다른 아이들도 자신을 쳐다보면서 비웃는 듯한 시선을 보낸다고 생각하니 급식실에 가기 전부터 긴장이 되고 배도 아프고 심장도 두근거려 숨이 막히는 느낌이었다. 급식실에 가는 것보다는 점심을 대신 할 수 있는 간식을 가져가서 교실에서 혼자 먹는게 차라리 나았다. 학교에 등교하는 게 다른 무엇보다 공포스러웠지만 딸에게 기대가 큰, 그리고 늘 딸 걱정을 내려놓지 못하는 엄마에게 그런 이야기를 할 수는 없었다.

하지만 더 이상 견딜 수 없었던 J양은 중학교를 졸업하고 고등학교에 입학할 즈음 마음을 다잡고 엄마에게 고등학교 진학을 하지 않겠다고 선언을 하였다. J양의 폭탄선언에 놀란 어머니는 이런저런 경로로 어렴풋이 J양의 학교 부적응을 눈치채고는 J양에게 대안학교를 권하였고, J양은 대안학교에 진학하며 다소 안정을 찾는 듯 하였다. 중학교 시절만큼 괴롭고 공포스럽지는 않았지만 소수의 학생들이 늘 함께 해야 하는 대안학교에서도 J양은 다른 아이들의 시선이 불편했고 자신을 이상하게 볼 것이고 자신은 여기서도 왕따라는 생각은 사라지지 않았다. 여전히, 급식 시간이 불편했고, 학교에서 급식을 먹으면 다른 아이들이 자신을 관찰하고 있다 여겨져 긴장이 되어 체하기 일쑤였다. 늘 다른 아이들보다 적게 급식을 받아 빨리 식사를 끝내고 자리를 피하곤 하였다. 사람들 앞에서 밥을 먹을 때면 이상한 소리를 내지는 않을까, 내가 음식을 흘리지는 않을까 목에 걸리면 어떻게 하나처럼 사소한 행동 하나하나가 신경이 쓰여 음식이 넘어가지 않았다. J양은 이런 일들을 겪으면서 차라리 세상에서 사라지고 싶다는 마음이 서서히 자리잡아 왔던 것이다.

J양이 상담실에 와서 이런 이야기들을 털어놓을 때 상담자는 J양이 충분히 자신의 이야기를 할 수 있도록 기다리고 또 기다리기를 계속 하였다. J양의 어머니 또한 J양 상담시간에 참여하면서 J양의 상태를 이해할 수 있었다. 긴 시간이 필요했지만 J양은 상담을 진행해나가면서 모두가 자신을 보고있다는 착각에서 조금씩 벗어나게 되었다.

### ▶ 뚱뚱해서 싫어 할 거라는 착각

K양의 부모님은 K양이 집 밖에 나가는 걸 거부한지 수년 만에 더 이상 이대로 두면 딸이 회복되지 않을거라 생각하여 딸의 문제로 상담실을 찾았다. 20대 후반인 K양은 대학을 졸업한 20대 중반이후 외출을 꺼려하더니 몇 년 전부터는 집 밖으로 잠시도 나가려하지 않고 있다. K양 부모님은 딸을 설득하여 치료를 받게 하고 싶었지만 딸이 완강하게 거부하기에 부모님 먼저 상담을 받으면서 딸 치료에 도움을 받고자 하였다. 부모님은 아주 지친 모습으로 상담실에 오셔서 딸의 이야기를 시작하셨다.

K양은 제법 몸집이 큰 아이로 태어났다. 5키로에 육박하는 신생아여서 K양이 태어났을 때 병원 간호사들이 우량아가 태어났다고 신기해 하였다고 하였다. K양은 자라면서도 식성이 좋아 뭐든지 주는 대로 잘 먹었다. K양 어머니는 요리를 좋아하는데 까칠하고 입 맛이 까다로워서 잘 먹지 않는 K양 언니에 비해 가리지 않고 잘 먹는 K양이 흡족하여 K양의 먹성을 채워주었다.

하지만 K양 아버지는 살이 찌는 걸 자기관리에 실패한 것으로 여기시는 분이셨다. 평소 살찐 사람을 보면서 내심 혐오감을 갖고 있던 K양 아버지셨다. 회사일로 늘 바쁘게 지내기 때문에 가정에 소홀할 수 밖에 없었고, 가족과 함께 하는 시간이 부족하여 아내와 두 딸 얼굴을 보며 이야기 나눌 충분한 여유가 있지 않았다. 아침 일찍 출근해서 밤 늦게 귀가하는 일상을 보내면서 잠깐 두 딸을 마주할 시간이 있을 때 K양 아버지는 잠깐씩 훈계를 하고는 하였다. K양 언니인 큰 딸은 모범생이고, 외모도 단아한 딸로 아버지 기대에 부응하는 딸이었다. 하지만 K양은 아버지가 볼 때 마다 체중이 늘어나는 모습이었고, 학교 성적도 하위권으로 아버지가 볼 때 나태하고 게으른 모습이었다.

K양 아버지는 K양을 볼 때마다 "살이 쪄서 큰 일이다", "먹는 걸 자제해라", "살이 찌면 아무 것도 못하고, 사람들이 싫어한다"라고 질책을 하곤 하였다. 딸과 여유있게 대화를 나눌 충분한 시간이 없었기에 K양 아버지는 가장 필요하고 중요하다는 메시지만 전달하곤 하였다. 그 메시지는 주로 살을 빼라는 것이었다. K양 아버지는 늘 언니와 K양을 비교하면서 "언니를 닮아야 예쁠텐데", "언니를 본 받아라", "언니는 예쁜데 너는 누굴 닮아 인물이 없는지 모르겠다"라며 혀를 차고는 하였다.

결정적으로 K양은 학교에서 늘 뚱뚱하다는 놀림을 당하고 왕따를 당하는 경험을 하였다. 초등학교 시절부터 시작된 집단 괴롭힘이 고등학교까지 이어졌다. 대학에 진학을 하긴 하였으나 대학에서 반복적으로 학사경고를 받았고 우여곡절 끝에 대학을 졸업하고는 집 밖에 안나가는 상태가 된 것이다. 아버지는 이 모든 것이 K양이 뚱뚱해서 자신감을 잃어버리고 주눅이 들어서라고 하였다. 최근에 K양은 밖에 나가면 사람들이 나를 보며 수군거리고, 나를 이상하게 쳐다본다는 말을 하였는데 아버지는 K양이 살이 쪄서 정신이 이상해진건 아닌가 싶다고 말씀하셨다.

K양 부모님 상담을 진행하면서 상담사는 K양 본인이 상담을 받도록 하려면 결국 부모님이 설득을 해야 하는데 그러기위해서는 무엇보다 K양과 부모님의 관계가 회복되어야 한다는 점에 초점을 두었다. 다행히도 K양 아버지는 그동안 자신이 단 한번도 K양을 인정해준 적이 없었고, 칭찬을 해준 적도 없었으며 K양의 모습을 있는 그대로 수용하며 사랑한다는 표현을 해준 적이 없었다는 점을 뼈저리게 후회하고 계셨다. 그동안 언니와 비교 당하면서 K양이 얼마나 상처를 받았을지를 생각하면 K양에게 너무나 미안하다고 하시면서 아버지로서 딸을 위해 이제부터라도 먼저 변화하는 모습을 보여주겠다고 하셨다. 지난 시간을 돌이킬 수는 없지만 K양이 아버지를 용서할 수 있도록 노력하고, K양을 기다려주겠다는 다짐을 하셨다. 아버지의 딸을 바라보는 시선이 왜곡되고 부정적일 때 딸은 그것이 자신의 모습이라고 여기면서 딸도 자기자신을 부정적으로 바라보게 된다는 평범한 이치를 깨닫게 된 것이다. K양 부모님의 변화가 통했을까. 얼마 지나지 않아 K양은 상담과 정신과 치료에 마음을 열게 되었다.

## • 제 5 장 •

# 공황장애

공황장애(Panic Disorder)는 예상치 못한 갑작스러운 공황발작과 추가적인 공황발작에 대한 지속적인 염려와 걱정을 특징으로 한다. 공황발작은 예고 없이 발생하며, 강한 공포나 강한 불쾌감의 갑작스러운 상승으로 수 분 이내에 불안이 최고점에 도달한다.

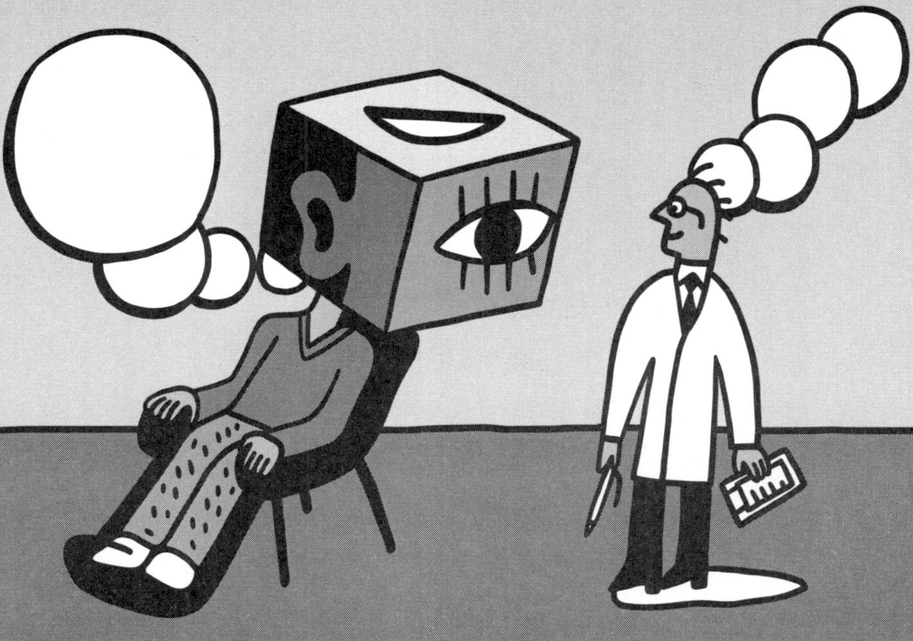

# 1. 진단기준과 임상적 특징

**✔ 공황장애의 진단기준**(DSM-5-TR)

A. 예기치 못한 반복적인 공황발작들. 몇 분 안에 최고조에 달하는 강한 두려움이나 불쾌감이 갑작스럽게 발생한다. 다음 13가지 중 적어도 네 가지 이상의 증상이 나타나야 한다.

(1) 심계항진, 심장의 두근거림 또는 심장박동 수가 급격히 증가

(2) 땀흘림

(3) 몸의 떨림 또는 전율

(4) 숨이 가쁘거나 숨이 막히는 느낌

(5) 질식할 듯한 느낌

(6) 가슴 통증 또는 가슴 답답함

(7) 메스꺼움 또는 복부 불편감

(8) 현기증, 비틀거리는 느낌, 멍한 띵함 또는 기절할 듯한 느낌

(9) 오한 또는 얼굴이 화끈 달아오름

(10) 감각이상(감각의 마비감 또는 찌릿찌릿한 감각)

(11) 비현실감 또는 이인증(자기 자신과 분리된 것 같은 느낌)

(12) 자기 통제를 상실할 것 같은 두려움 또는 미칠 것 같은 두려움

(13) 죽을 것 같은 두려움

B. 다음 중 적어도 한 가지 이상의 발작이 발작 이후 1개월 이상 적어도 1회 있음

(1) 추가적인 공황 발작이나 그 결과에 대한 지속적인 염려나 걱정(예: 통제력 상실, 심장마비, 미칠 것 같은 걱정)

(2) 공황 발작과 관련된 심각하게 부적응적인 행동의 변화들 (예: 운동을 하지 않거나 낯선 상황을 회피하는 행동)

C. 이러한 장해가 물질(예: 남용약물 또는 투약)이나 다른 의학적 질환(예: 갑상선기능 항진증, 심폐 장애)으로 인한 것이 아니다.

D. 이러한 장해는 다른 정신장애로 더 잘 설명되지 않아야 한다(예: 사회불안장애에서 두려운 사회적 상황에 노출되었을 때의 반응, 특정공포증에서 특정한 공포 대상이나 상황에 노출되었을 때의 반응, 강박장애에서 강박에 대한 반응, 외상후 스트레스 장애에서 외상사건의 회상에 대한 반응, 분리불안장애에서 애착대상으로부터 분리되는 것에 대한 반응으로 인한 것이 아니어야 한다).

### ▶ 임상적 특징

그리스신화에는 Pan이라는 목양의 신이 등장한다. 이 신은 상반신은 사람이고 하반신은 염소인 반신반인이고 머리에는 염소 뿔이 있다. 이 신은 괴상망측하게 생겨 천상의 모든 신의 놀림감이 되었다. Pan은 신들의 동네에서는 도무지 살기 힘들어 세상으로 내려와서는 숲과 동굴에 거처를 정하고 목양의 신이 되었다. 태어나면서부터 남들의 웃음거리가 된 스트레스에 Pan은 심심하면 숲 속에서, 동굴 속에서 갑자기 밖을 향해 소리를 질러댔다. Pan은 그 소리에 사람들이 놀라는 모습을 보고 즐거워했지만 Pan의 장난에 사람들은 갑작스런 공포감을 느꼈다. 갑작스럽게 극단적인 공황 'panic'이라는 단어는 이렇게 만들어졌다.

공황장애 환자에 대한 최초의 기록은 J. A. Hope가 1832년에 저술한 심장학 교과서에 실려있다. 이 책에는 '환자에게 이보다 더 극심한 공포와 불안감을 일으키는 것은 없었다. 그는 자신이 심장병으로 죽게 될 것이라는 상상을 하고 있었고, 그로 인한 공포로 몸서리 쳤다'라고 묘사되어 있다. 이후 1871년 미국의 군의관이던 J. M. DaCosta는 남북전쟁에 참전한 병사들을 치료하던 중 실제 심장 질환이 없으나 갑자기 가슴이 뛰고, 심장의 통증과 호흡 곤란 등을 느끼는 환자들이 있다는 것을 발견하였다. 그는 이를 전투 중의 부상이나 신체적 질병 등으로 심장이 예민해진 자율 신경계의 이상으로 인한 것이라고 생각하고 과민성 심장(irritable heart)이라고 불렀다.

이후 이러한 공황증상에 대한 연구들이 이루어지면서 공황증상은 불안 반응의 일종으로 정신과 의사들이 진료해야 하는 정신과 질환으로 분류하게 되었다. 일반적인 불안 증상과 같이 취급되어 오던 공황발작이 만성적인 불안과 구분되기 시작한 것은 D. Klein에 의해서이다. Klein은 임상 실험 중 정상인에게 투여했을 때 진정 효과가 있던 항정신병 약물이 불안을 진정시키기보다는 공황 발작을 줄이는데 효과가 있음을 발견하였다. 즉, 공황발작이 다른 정신과적 증상과 상관없이 발생하는 것을 확인하였고 공황발작이 새로운 종류의 질환이라고 제안하였다. 이후 공황발작과 공황장애라는 독자적 진단명은 DSM-Ⅲ에 처음 제시되었고, DSM-Ⅳ에서 공황장애라는 진단명이 공식적으로 사용되기 시작하였다.

공황발작이란 예기치 못한 상황에서 갑자기 밀려드는 극심한 공포, 그리고 이 공포로 인해 죽을지도 모른다는 엄청난 두려움의 상태에 빠지는 것을 말한다. 이러한 공황발작이 발생하면 갑작스런 공포와 불안감으로 호흡곤란, 어지럼증, 떨림, 심장박동 수의 증가와 같은 증상이 수반된다. 이러한 증상을 경험한 환자는 증상이 발생한 후 다음 발작이 일어날 때까지 심한 불안을 느끼는 예기불안에 사로잡힌다. 예기불안은 공황발작 자체에 대한 극심한 두려움을 말하는데 이는 또 다시 공황을 겪을 것에 대하여 지속적으로 걱정하고 근심하는 것으로 근심걱정에는 발작 시에 나타날 수 있는 통제력 상실과 재앙적이고 파국적인 생각 등을 포함한다. 이러한 공황발작과 예기불안은 공황장애를 진단하는 주요 기준이 된다.

공황장애는 특별한 이유 없이 갑자기 엄습하는 극심한 불안, 즉 공황발작이 주요 증상인 질환이다. 공황발작은 예기치 못한 상황에서 갑작스럽게 밀려드는 공포, 곧 죽지 않을까 하는 강렬한 불안이다. 공황발작의 증상은 보통 10분 이내에 그 증상이 최고조에 달하며, 곧 죽을 것 같은 위급감과 공포로 인해 그러한 상황에서 도피하고 싶은 마음이 급습한다. 그러나 대부분 이러한 공포는 5~20분가량 지속되다가 사라지게 된다.

공황장애로 진단이 되려면 이러한 공황발작을 경험한 이후 다음 두 증상 중 하나 이상의 증상이 1개월 이상 지속적으로 나타나야 한다. (1) 공황발작이나 그 후유증에 대하여 지속적으로 염려하거나 걱정한다. (2) 공황발작과 관련하여 심각한 부적응적인 행동의 변화가 나타난다. 공황발작의 결과로 정신적, 신체적, 사회적 행동의 변화가 심각하고 생활전반에 걸쳐 심각한 고통을 겪거나 부적응적 증상들이 초래된다. 이러한 공황발작을 겪는 상황이나 발작빈도는 사람마다 다르게 나타나고 장애가 진행되는 속도도 다르다.

공황장애가 지속되면 우울증이나 알콜중독, 광장공포증과 같은 합병증을 경험할 수 있다. 따라서 공황장애가 진행되는 경과를 파악하여 시기에 맞는 적절한 치료적 개입을 하는 것이 중요하다. 공황장애가 진행되는 경과는 보통 다음과 같은 7단계를 거친다고 알려져 있다. 7단계는 증상발현 단계, 공황단계, 건강염려단계, 제한적 공포증 단계, 사회불안장애 단계,

광장공포증 단계, 우울증 단계이다. 증상발현 단계는 공황발작이 처음 나타나는 단계로 증상은 1~2개 정도만 나타난다. 이 단계에서 사람들은 공황증상을 피로나 스트레스로 인한 것으로 여기고 그냥 넘어가는 경우가 많다. 공황단계는 공황증상들이 동시에 나타나는 전형적인 공황발작의 단계이다. 이 단계에서는 거의 모든 사람들이 공포에 질려 응급조치를 받으려 한다. 건강염려 단계에서는 공황단계를 경험한 후 병원에 가서 검사를 받게 되지만 병원에서는 '신경성'이라는 말을 듣게 된다. 하지만 환자는 계속해서 공황을 경험하게 되고, 그 원인을 찾기 위해 다른 여러 병원을 전전한다. 제한적 공포증 단계에서는 공황발작이 반복되어 나타나고 환자는 공황발작이 일어났던 특정 상황이나 장소를 두려워하고 회피하려 한다. 사회불안장애 단계는 공황발작이 여러 장소, 여러 상황에서 반복적으로 나타나 환자는 더욱 불안을 느끼고, 이러한 불안으로 일상적인 사회활동을 하나씩 포기하게 된다. 그 증상은 사회불안 장애와 유사한 증상으로 나타나게 된다. 광장공포증 단계에서는 공황장애가 오래 지속되어 거의 모든 장소와 상황에 대해 광범위한 공포증이 나타난다. 이 단계가 되면 지하철과 같은 대중교통을 피하고 사람이 붐비는 곳이나 폐쇄된 공간을 피하며 혼자서는 집 밖 출입을 못하고, 집에서도 혼자 있는 것을 힘들어 한다. 마지막 단계인 우울증 단계는 공황장애와 우울증이 함께 나타나는 단계이다. 이 단계에서 환자는 공황증상이 치료되지 않고 만성화되어 자포자기하게 된다. 정상적인 생활을 할 수 없는 자신의 상태를 비관하면서 우울증에 빠지게 되고 자살의 위험도 증가한다.

### ▶ 유병률

공황장애의 평생 유병률은 1.5~3.5%이며 우리나라의 경우 공황발작의 경험은 3~4%이지만 공황장애로 진단되는 경우는 2~3% 내외로 알려져 있다. 환자의 1/2~1/3이 광장공포증을 동반하며 여성이 남성보다 2~3배 정도 더 많은 것으로 나타났다. 공황장애의 발병은 모든 연령층에서 나타날 수 있으나 주로 청소년 후기부터 30대 중반 사이에 가장 많이 발생한다. 평균 발병 연령은 25~29세 사이이다.

# 2. 원인

## 1) 신경생물학적 관점

공황장애의 발병원인에 대하여 생물학적 입장에서는 공황발작이 중추신경계와 말초신경계의 이상과 관련이 있다고 여긴다. 특히 아드레날린계의 이상이 영향을 미치며, 대뇌의 노어에피네프린계 신경이 풍부하게 분포되어 있는 부위인 청반(locus coeruleus)은 공황발작을 유발하는 대뇌의 주요기관이다. 여러 연구들은 아드레날린 수용체에 영향을 미치는 다양한 자극 연구를 통해 공황장애에서 노어에피네프린 신경계가 관여한다는 증거를 발견하였다. 최근 뇌기능 영상의 발전으로 공황장애 환자들에서 다양한 뇌의 구조적, 기능적 이상이 발견되었다. 공황장애 환자들에게서 뇌실-뇌의 비율이 증가하고, 측두엽의 이상과 위축이 증가되는 구조적 이상이 보고되었고, 뇌파

검사 상 이상과 국소적 뇌혈류 이상이 보고되었다. 일부 공황장애 환자에서는 우측 측두엽 및 기타 변연계의 이상이나 공황발작시의 우측 전두엽 활성의 저하가 보고되었다.

공황장애의 원인이 선천적으로 타고난 기질에서 비롯되었다고 주장하는 입장에서는 공황장애를 지닌 환자들은 신경생리학적으로 취약성의 소인을 가지고 태어났다고 주장한다. Cloninger는 선천적인 기질을 자극 추구, 위험 회피, 보상 의존의 세 가지 차원으로 구분하고, 이는 각각 도파민, 세로토닌, 노르 아드레날린계와 연관되며, 이러한 생물학적 기반과 성격 특성의 상호관계가 정신질환 형성의 관계를 설명한다고 보았다. 즉, 자극 추구 기질은 도파민계의 낮은 활성화와, 위험 회피 기질은 세로토닌의 활성화와 관련되며, 보상의존성 기질은 노르 아드레날린계 활성화의 저하와 관련이 있다는 것이다. 후에 보상 의존성 기질에서 지속성의 항목을 분리시켜 유전적으로 서로 독립적인 네가지 차원의 기질 모델을 제시하였다. Cloninger의 모델에 의하면 특정 기질은 유전적인 성향을 가지며 이런 기질이 정신질환으로 발전할 위험의 소지를 높이는데, 공황장애 환자의 경우 위험 회피 점수가 정상인에 비해 높은 것으로 나타났다(Savotti et al., 1991).

이 외에도 공황장애 환자들은 호흡기능과 관련된 자율신경계의 생물학적 결함으로 과잉호흡을 하게 되고 이것이 공황발작을 유발한다고 보는 과잉호흡이론, 공황장애가 독특한 생화학적 기제에 의해 유발된다는 질식오경보 이론 등이 있다.

### 2) 정신분석적 관점

정신분석적 관점에서는 공황장애가 다음과 같은 세가지 원인에서 비롯된다고 보았다.

첫째, 공황발작은 불안을 유발하는 충동에 대한 자아의 방어기제가 실패할 때 나타난다. 자아가 불안을 야기하는 무의식의 충동을 방어하는데 실패하여 억압되어 있던 욕구나 충동들이 마구 방출될 것을 두려워할 때 극심한 불안을 경험하게 되고 이때 공황발작이 발생한다.

둘째, 공황발작은 분리불안과 관련이 있다. 어린 시절 주 양육자와 이별할 때 나타나는 분리불안이 공황발작의 원인이 된다. 어린 시절 부모를 상실하거나 분리되는 경험을 한 경우 공황장애의 가능성이 커지며, 특히, 광장공포증과 함께 나타나는 공황장애는 넓은 장소에 혼자 있는 상황이 부모로부터 버림받았다는 유아기의 분리불안을 재현한 것이다.

셋째, 공황장애는 과도한 스트레스와 심신의 쇠약으로 대처능력이 떨어지게 되면 심리적 균형이 깨지면서 그 취약성으로 공황발작이 일어나면서 발생한다. 특히, 공황발작은 무의식적인 상실 경험과 관련된다. 공황장애 환자는 대부분 공황발작을 경험하기 전에 상실과 관련된 심한 사회적 스트레스를 겪는 것으로 나타났다.

### 3) 행동주의적 관점

행동주의적 관점에서 공황장애를 설명하는 입장은 공황장애의 원인을 고전적 조건형성에 초점을 맞추어 설명한다. 이 관점에서는 공황발작이 흥분과 연관된 신체 내부 감각에 의해 촉발되는 경우가 종종 있다고 본다. 즉, 공황 발작은 불안을 촉발하는 상황이나 흥분과 관련된 신체 내부 감각에 고전적으로 조건형성된 반응이라는 것이다. 이렇듯, 신체 감각에 대한 반응으로서 공황 발작이 고전적 조건형성 과정에 의해 연결되는 것을 내부수용적 조건형성이라고 한다. 어떤 사람이 불안과 관련된 신체 증상을 겪은 후 뒤이어 공황 발작이 처음으로 나타나면 이 공황발작은 신체 변화에 대해 조건 반응이 되는 것이다.

어떤 사람들은 불안을 유발하는 상황에 예기치 않은 공황발작을 경험한다. 이 때 이 사람의 내부에서는 자신이 경험한 반응이 내적 · 외적 단서들과 연합되는 심리적 과정이 일어난다. 그 후 스트레스와 관련이 없는 운동을 하거나 영화를 보다가 생리적 각성이 일어나면 이 사람은 자동적으로 공황발작을 떠올리게 된다. 이 때 중성적 자극인 운동이나 영화는 공황발작에 대한 조건자극이 되고, 이렇게 경험된 반응은 학습이 되어 공황장애로 발전한다. 조건형성을 통해 공포반응이 학습됨으로서 공황발작이 나타난다. 최초의 공황발작으로 인해 신체적으로 공포를 경험한 사람은 그 신체 감각이 공포를 불러일으키는 조건자극이 되고 그 감각은 더 증폭되는 신체감각으로 이어지게 된다.

### 4) 인지적 관점

공황장애에 대한 인지이론에서는 공황발작의 원인이 불안민감성 때문이라고 설명한다. 불안민감성이란 불안증상이 해롭다는 신념과 불안증상에 대한 공포감을 의미한다. 즉, 불안이 해로운 결과를 초래할 것이라는 신념을 갖고 신체감각 증상에 대하여 과민한 해석을 하며, 그에 대한 파국적 사고를 하는 것이다. 공황장애 환자는 누구에게나 일어날 수 있는 정상적인 신체감각을 위험의 신호로 확대해석하는 인지적 오류를 범한다. 즉, 일반인에게 쉽게 나타날 수 있는 신체증상들을 과민하게 해석하여 심장마비나 정신이상, 혹은 죽음의 전조증상으로 잘못 해석한다. 또한 이러한 증상들이 나타남으로써 자신이 사람들에게 창피를 당하거나 따돌림을 당할 것 같은 공포에 대한 예기 불안이 나타난다. 공황장애 환자들에게 보여지는 인지적 오류는 결과를 실제보다 과장해서 해석하고 재앙적으로 예상하는 과잉일반화와 파국화이다.

공황장애를 인지적으로 설명하는 다른 이론은 Clark의 인지이론이다. Clark은 신체감각을 위험한 것이라고 잘못 해석하기 때문에 공황발작이 나타난다고 보았다. Clark는 인지모형을 통해 공황발작이 발생하는 과정을 설명하였다. 모형에 의하면 첫째, 공황장애 환자들은 불쾌한 기분이나 생각 등과 같은 내적요인이나 여러 스트레스 상황과 같은 외적 요인에 의해 발생하는 신체감각에 대하여 일반인보다 더 많은 걱정을 한다. 둘째, 이러한 지나친 걱정은 자율신경계에 영향을 미쳐 교감신경을 활성화함으로 신체감각이 더욱 고양되고, 이러한 신체감각은 죽음 전의 징조와 같은 위험한 증상으로 오해석된다. 셋째, 이러한 잘못된 생각과 해석은 더욱 큰 위협으로 작용하여 신체감각을 증폭시키는데 이렇게 되면 감정은 더욱 큰 두려움을 느끼게 된다. 넷째, 이러한 과정의 반복은 파국적인 사고의 순환을 만들어 결국 공황발작을 일으키게 된다. 이러한 공황발작이 반복적으로 일어나면 공황발작이 일어나는 과정은 거의 자동화되어 자기도 모르는 사이에 파국적인 생각을 하게 되고, 이러한 사실을 알아차리기도 어렵게 된다. 즉, 인지모형에서 공황발작에 이르는 핵심기제는 신체감각에 대한 잘못된 파국적 해석이다.

# 3. 치료

## 1) 약물치료

공황장애는 완치가 어렵고 재발이 잘 되므로 비교적 장기간의 치료가 필요하다. 약물 치료로는 삼환계 항우울제, 벤조디아제핀제, MAOI 제제들이 효과적이지만 선택적 세로토닌 재흡수 억제제가 부작용이 적어 장기 치료에 적절하다. 특히, 공황 증상이 심하게 지속되거나, 동반 정신질환이 있는 경우, 재발로 인해 심각한 문제가 발생한 경우, 스트레스가 많은 경우에는 장기적인 치료가 요구된다. 공황 증상이 완화된 후에도 6~12개월 정도 약물을 유지하는 것이 좋으며, 환자가 불안을 조절할 수 있게 되고 스스로 편안하게 느끼며, 안정적인 생활환경이 조성이 되면 서서히 약물을 줄여 나가는 것이 좋다.

그러나 약물치료를 환자에게 적용할지의 여부는 몇가지 기준에 따라 결정할 필요가 있다. 먼저 주관적인 불편감이나 불안은 있으나 직업수행이나 일상생활에 큰 지장이 없고 공황발작이 경미한 경우는 약물치료 방법을 바로 적용하기보다 인지행동치료나 다른 치료법이 효과적일 수 있다. 약물치료 외에 다른 심리치료로 반응 경과가 불충분한 경우에 약물치료를 시작할 수 있다. 직업수행이나 일상생활이 어느 정도 가능하나 잦은 공황발작으로 응급실을 방문하는 경우 약물치료와 함께 다른 심리치료를 병행하는 것이 적절하다. 그러나 공황발작이 극심하여 기능 상 장애가 심각한 경우라면 공황발작이 즉시 완화되도록 처음부터 약물을 투여하게 된다.

### 2) 인지행동치료

많은 공황장애 환자들은 약물치료에도 불구하고 공황발작이나 예기불안 등과 같은 지속되는 잔여증상으로 고통을 받는다. 여러 연구 결과는 이러한 공황장애 환자의 심리적 불안과 공황발작은 약물치료만으로는 치료가 제한적이라고 보고하고 있다. 심지어 약물치료에 반응을 보이지 않는 치료불응성의 환자가 증가하고 있다고 한다. 따라서 공황장애는 약물치료와 함께 다른 심리치료의 방법들이 병행되는 것이 바람직하다고 보여진다.

공황장애에 매우 효과적인 심리치료접근은 인지행동치료이다. 특히 Barlow와 Craske가 개발한 공황 조절 요법(panic control theraty, PCT)은 공황장애를 갖고 있는 사람들이 신체 감각에 과민 반응하는 경향성에 토대하여 개발된 것으로 공황장애의 치료에 성공적인 것으로 알려져 있다. 총 12회기로 구성된 PCT는 크게 4가지의 구조로 구성이 되어있다.

첫째는 인지적인 교육을 통하여 인지적인 재구조화를 할 수 있도록 하는 것이다. 공황과 불안이 무엇인지를 교육하여 신체 증상에 대한 위협적인 해석을 교정함으로써 공황 증상에 대한 인지적인 재구조화를 하도록 한다. 가능한 쉽게 이해할 수 있도록 불안과 공황의 본질적인 생리적 특성에 대하여 자세히 설명하여 신체 증상이 환자가 생각하는 것만큼 위험한 것은 아니라는 교육을 실시한다. 불안과 공포라는 감정은 위험에 대처하라는 신호로 자연스럽게 나타나는 것이고, 이에 따르는 여러 신체적인 감각들 또한 우리 몸을 보호하기 위한 반응이라는 내용으로 교육을 한다. 이러한 교육을 한 다음 인지 모델이 무엇인지에 관한 설명을 한다. 이 단계에서 주로 다루어지는 내용은 상황을 해석하는 방식에 따라 감정적 반응이 달라진다는 것이다. 공황장애로 어려움을 겪는 내담자들은 실제로는 잘 일어나지 않는 사건을 지레 두려워하고, 실제보다 위험하고 재앙적인 사건으로 해석하며, 파국적인 결말을 예상하는 인지적 오류를 갖고 있다. 내담자들이 인지적인 오류가 무엇인지 이해하도록 도운 후 내담자들이 자기 스스로 인지적인 왜곡을 발견하도록 연습을 시킨다. 이러한 연습에 사용되는 방법이 역기능적 사고 기록지이다. 역기능적 사고 기록지를 사용하여 내담자는 자기 스스로 인지적인 오류를 유발하는 사고 내용을 찾아내어 그 내용에 대하여 스스로 평가하고, 오류의 증거를 찾고, 다르게 생각할 수는 없는지에 대한 질문과 설명을 하면서 문제해결 방안을 찾아볼 수 있다.

두 번째 구조는 호흡 훈련이다. 많은 공황장애 내담자들이 호소하는 공황 증상 중 하나는 과호흡이다. 호흡 훈련은 내담자를 괴롭히는 과호흡의 증상을 완화하도록 돕는다. 내담자가 서 있는 자세로 약 90초 정도의 깊고 빠른 과호흡을 하도록 한다. 내담자가 과호흡을 할 때 나타나는 신체 증상과 공황 발작 중에 나타나는 과호흡 증상이 어떻게 다른지를 스스로 경험하여 과호흡의 본질이 무엇인지 이해하도록 한다. 그 다음, 깊은 복식 호흡을 하는 호흡법을 하도록 교육하여 내담자가 불안이나 공황 증상이 나타날 때 발생하는 과호흡에 대처하도록 연습시킨다.

세 번째 구조는 근육을 이완하는 방법인 이완법이다. 공황장애가 나타나면 근육이 긴장하고 수축을 하여 여러 가지 신체적 증상이 유발된다. 이 때 근육의 긴장을 조절하고 이완함으로서 공황 증상을 완화하는 것이다. 이 방법을 시작할 때는 먼저 이완이 어떤 측면에서 중요한가를 이해시킨 후 점진적인 근육 이완 훈련법을 가르친다.

네 번째 구조는 노출법이다. 노출법은 신체 감각을 감소시키도록하는 인지 재구조화나 호흡훈련, 또는 이완법과는 달리 공황과 관련한 신체 감각들을 의도적으로 유발시키고 직면하도록 하는 방법이다. 이러한 노출을 하는 목적은 공황과 신체적인 증상과의 관련성을 약화시키거나 단절시키고자 하는 것이다. 노출법의 예는 공황 증상과 유사한 신체감각들을 유발할 수 있는 제자리 뛰기나 회전의자에 앉아서 돌리기와 같은 여러 가지 유사 운동들을 시키는 것이다. 그 다음 이 운동에서 느껴지는 신체감각과 불안의 강도가 공황 때 느껴지는 신체 증상과 얼마나 유사한지를 평가하여 기록하도록 한다. 이를 근거로 각 운동의 위계를 정하고 위계가 낮은 운동부터 시작하여 불안의 강도가 떨어질 때까지 운동의 강도를 높여가는 방식으로 불안을 조절하도록 한다. 이처럼 자극에 대한 노출을 통해 불안이 조절이 되면 실제 상황에 노출이 되도록 훈련한다. 내담자는 그동안 회피하던 상황이나 대상에 반복적으로 접근하거나 직면하는 것을 훈련한다. 이러한 노출은 짧은 시간이라 할지라도 불안이 감소할 때까지 매일 지속적으로 실시하여야 효과적이다. 하지만 실제 상황에 노출하는 훈련을 할 때는 훈련에 들어가기 전에 충분히 예행연습을 하는 것이 필요하다.

# 4. 사례

### ▶ 죽을 것 같다는 착각

결혼 2년차인 G씨는 남편의 귀가가 늦은 어느날 밤 갑자기 불안감에 휩싸이면서 숨을 쉬기 어렵고 토할 것 같은 느낌이 들면서 자살하고 싶다는 생각이 들었다. 누군가 '너는 죽어야 해', '죽어'라고 명령을 하는 것 같고, 살면 뭐하나 하는 회의감과 함께 사는게 아무런 의미가 없다는 생각이 들고, 아무 미련 없이 죽고 싶다는 생각만 들었다. 더 이상 혼자 있으면 위험하겠다 싶어 급히 119를 눌러 응급실로 데려다 달라고 호소를 하였다. G씨가 응급실에 실려간건 이번이 처음은 아니다. 결혼 후 얼마 안되어 시작되었던 공황발작 증세는 여러번 반복되었고, G씨의 남편은 아내의 이러한 증상에 지쳐있는 상태이다.

결혼 후 처음 발작 증세가 시작된 건 G씨가 남편의 외도를 알게 된 때이다. 중매로 남편을 만나 결혼한 G씨는 남편에게 첫사랑 여성이 있다는 걸 결혼 후 알게 되었다. 우연히 남편의 핸드폰을 보게 되었는데 남편이 첫사랑 여성과 아직도 연락을 주고받고 있는 기록을 발견하였다. G씨의 공황장애 증상이 나타난 건 그 기록을 발견한 즈음이었다. 기록을 본 이후부터 G씨는 남편이 자기를 버리고 그 여성에게 돌아갈 거라는 불길한 예감을 갖게 되었다. 남편이 조금만 늦으면 그 여성과 함께 어딘가 있을 거라는 상상을 하게 되고, 다른 여성과 함께한 남편이 더럽고 불결하게 느껴졌다. 그러면서도 자신의 모습이 초라하고 외모적으로 남편의 첫사랑 여성에 못미친다는 생각이 G씨를 괴롭혔다. 남편의 외도와 관련된 생각들은 아무리 지우려 하고, 떠올리려 하지 않아도 G씨의 머리에서 떠나지 않았고, 그러던 어느 날 G씨의 공황발작이 발생하였다. 떠올리고 싶지 않은 생각들이 G씨의 머리 속에 가득차 더 이상 생각에서 벗어나기 어렵겠다는 답답함이 느껴질 때 숨이 쉬어지지 않고, 눈 앞이 하얗게 되고, 심장이 요동치는 게 느껴졌다. 그 자리에 털썩 주저앉아 어찌하지 못하고 쓰러졌을 때 남편이 돌아왔고, 아내를 본 남편은 급히 아내를 응급실로 데려갔다.

G씨가 응급실에 있는 동안 남편은 아내 곁을 지킬 수 밖에 없었다. 응급실에서 안정을 찾은 후 집에 돌아왔는데 그 후 며칠 동안도 아내의 상태가 불안정하여 남편은 평소보다 귀가를 빨리 하게 되었고, 그동안 보이지 않던 관심을 아내에게 보이게 되었다. G씨는 자신의 발작증세가 나타나면 남편이 회사도 가지 못하고 자신을 돌보는게 한편으로는 미안하면서도 다른

한편으로는 남편이 눈 앞에 있는 것이 안심이 되었다. 적어도 자신이 증상을 보이는 동안은 남편이 어디에 누구와 있는지를 걱정하지 않아도 되고, 남편이 자신을 돌보아주고 떠나지 않을 거라는 안도감을 갖게 되었다.

하지만 발작 증세가 나아지지 않고, 응급실에 실려가는 일이 반복되자 남편은 심신이 지치기도 하고, 아내가 죽을 병은 아니니 혼자 두어도 별 탈이 없겠다는 생각이 들었다. 어느 날은 아내 혼자 응급실에 실려가도 남편이 나타나지 않는 날도 있게 되었다. 남편 없이 응급실에 가는 날이 생기면서 아내의 증상은 점차 극심해졌다. 처음엔 죽을 것 같다, 죽고 싶다라고 말만 하던 아내는 자해를 하기 시작하였다. 손목을 긋기도 하고, 목을 매려 하기도 하고, 수면제를 다량으로 사다 놓고 먹기도 하였다. 이제 G씨는 응급실에서의 처치로만은 부족하고, 정신병동에 입원을 해야하는 상태가 되었고, 남편은 아내에게 전문적인 심리치료가 이루어져야한다는 생각을 하게 되었다. G씨는 약물치료와 함께 심리치료를 병행하고 있으며 필요한 경우 남편과 함께 부부치료를 받고 있다.

### ▶ 모두 사기꾼이라는 착각

명문대에서 박사학위를 준비하는 과정에 불미스러운 일로 중단한 경험이 있는 O군은 몇 년 전부터 학원에서 수학을 가르치는 강사로 일을 하고 있었다. 박사과정을 제대로 끝내지 못한 아쉬움이 있지만 학원에서 중고생들을 가르치면서 학생들과 지내는 생활이 적응할만 했다. 가르치는 일도 나쁘지 않았고, 어린 학생들이 친근하게 느껴졌다. 이렇게 잘 지내면 박사과정에서 겪었던 힘든 일들이 잊혀질 수도 있으리라 여겨졌다.

공황발작이 다시 발생한 건 최근 학부모와의 갈등 때문이다. 좋은 의도로 학원 여학생의 등을 몇 번 토닥여주었고, 성적으로 의기소침해 있는 학생에게 위로의 문자를 몇 번 주고 받은 적이 있었다. 그런데 그 여학생이 부모님에게 학원 선생님이 자기에게 추근대서 기분이 불쾌하다는 이야기를 하였고, 학부모는 O군에게 자신의 딸에게 성적인 굴욕감을 주었다며 신고를 하겠다고 하며 학원 원장에게 이 일을 빌미로 학원을 매장시키겠다는 협박을 하였다. 학원장은 O군 때문에 벌어진 일이니 O군이 알아서 하라며 책임을 전가하였다. O군은 학생이 힘들어 보여서 좋은 뜻으로 했던 얘기였건만 성추행범으로 자신을 의심하고 범죄자로 몰아붙이는 학부모를 대면하면서 갑자기 머리가 하얘지면서 어지럽고, 숨이 쉬어지지 않으면서 온몸이 떨리는 증상을 느꼈다. 아무리 진정을 하려해도 손발이 떨리는 증상이 가라앉지 않았고, 손발만이 아니라 온 몸이 떨리는 증상으로까지 진행이 되었다. 학생들 앞에서 떨리는 몸을 보일 수 없어 어떻게 해서든 진정을 시키려 했으나 진정시키려 애를 쓸수록 떨리는 증상은 더 심해졌다. 과호흡도 심해져서 수업을 하다가 한참을 앉아 있다가 수업을 일찍 마치기 일쑤였다.

다행히도 여학생이 자신이 너무 힘들어서 누군가 괴롭히고 싶었고, 선생님이 착해 보여서 선생님에 대한 불만으로 자신의 스트레스를 풀려고 했다는 자백을 하면서 O군에 대한 오해는 풀렸다. 하지만 O군은 이 일을 겪으면서 억울한 감정에 공황발작까지 발행하여 정신과 진료를 받아야 했다. 정신과에서 공황장애 진단을 받고 약물을 복용하며 온 몸이 떨리는 증상은 다소 호전이 되었지만 학원강사 일을 계속하려면 좀 더 공황장애와 관련된 내면의 문제를 해결해야겠다는 생각에 상담실을 찾았다.

O군은 학원에서 발생한 공황발작이 사실 처음은 아니었다고 상담실에서 털어놓았다. 학부모 일로 겪은 공황발작이 무섭고, 더욱 공포스러웠던 것은 박사과정에서 경험했던 트라우마와 같은 공황증상과 너무나 유사했기 때문이었다. 가고 싶던 연구실에서 거절을 당한 후 차선으로 들어 간 연구실은 제왕적 교수님이 대학원생들을 강압적이고 권위적으로 대하고 상명하복의 수직문화가 배여있는 연구실이었다. 교수님뿐만 아니라 선배들에게도 무조건 복종을 해야 하는 분위기이지만 O군은 어떻게든 참고 견뎌내서 박사학위를 받아야겠다고 생각하였다. 힘들어도 이겨내는 의지가 덕목이라고 강조하시는 아버지의 가정교육도 O군이 참아야 하는 또 다른 이유이기도 하였다. 인내심을 갖고 포기하지 않고 끝까지 완수하는 의지를 지녀야 잘 사는 것이다라는 신조를 갖고 회사 임원까지 지내신 아버지는 O군의 롤모델이었다. 꼭 들어가고 싶던 연구실이 논문실적

이 뛰어난 연구실이었던지라 그 연구실에서 자신을 받아들이지 않았을 때 O군만이 아니라 아버지도 크게 실망한 모습이었다. O군은 차선으로 들어오긴 했지만 이 연구실에서 박사학위를 받는 모습을 아버지에게 보여주고 싶었고, 그러면 아버지의 인정을 다시 받을 수 있으리라 생각하였다.

선배가 논문에 공동저자로 참여하라는 권유에 O군은 적극적으로 참여하였다. 많은 후배 중에서 자신에게 그런 제안이 들어온 게 뿌듯하고 박사논문을 쓰기 전에 논문 실적을 올릴 수 있는 좋은 기회라 여겨졌다. 논문에서 자신이 맡은 부분을 최선을 다하여 열심히 작성하였다. 논문이 나올 생각을 하니 긴장도 되지만 기대가 되고 그럴수록 좋은 논문을 써야겠다는 의욕이 넘쳐났다. 무사히 논문 작성을 끝내고 투고와 발표 과정이 끝난 몇 달 후 청천벽력같은 소식이 전해졌다.

O군이 참여한 논문이 표절 논문으로 신고되었다는 것이었다. O군은 공동저자로 참여하였고, 논문 작성에 대하여 초보였던 터라 자신에게 불똥이 튀리라고는 상상도 하지 못했다. 그런데 표절사건이 진행되면서 교수님과 선배가 자신을 바라보는 시선이 예전같지 않다고 느껴졌다. 교수님은 연구실이 O군 때문에 오명을 썼다, 연구실 평판이 O군 때문에 나빠졌다, O군은 부끄러운 줄 알아라 등 O군에게 책임을 전가하는 말들을 서슴치 않았고, 선배는 O군에게 누군가는 책임을 져야 하는데 O군이 책임을 지는게 사건을 매듭지는데 제일 빠른 길이다라면서 회유를 하였다. O군은 자신은 열심히 논문을 쓴

거 외에 무엇을 잘못했는지 알 수 없었다. 왜 자기가 이 모든 책임을 지고 연구실을 나가야 하는지 받아들여지지 않았다. 심장이 뛰고, 손발이 떨리면서 과호흡이 생겼고, 선배와 교수님에게 사기꾼이라는 욕을 하고 싶었지만 입 밖으로 나오지 않는 답답함에 괴로웠다.

불면증으로 잠을 못 자고 갑작스런 위경련으로 응급실에 시도때도 없이 실려가는 아들을 보면서 O군의 부모님은 박사 과정을 그만두도록 설득하였다. 부모님의 만류로 박사공부를 중단하고 연구실에서 나온 이후 O군은 한 동안 충격에서 헤어나오지 못하였다. 몸이 마음대로 움직이지 않아 제대로 서거나 걸을 수도 없어 어머니가 부축을 해야 간신이 집 밖으로 나갈 수 있었다. 겨우 몸과 마음을 추스르고 집 근처 학원에서 아이들을 가르치는 일을 하며 학원강사로서의 삶을 새로이 시작할 수 있던 것이었다.

최근 학부모의 협박으로 벌어진 사건은 잊고 싶었던 대학원에서의 트라우마를 떠오르게 하였던 것이다. 억울하고 화가 나서 참을 수가 없었던 분노가 되살아난 것이었다. 사기꾼 같은 인간들, 교수님, 선배, 그리고 그 학생과 학부모와 학원장… 모두 나를 이용하고 속이고, 내 인생을 파괴한 인간들이라는 생각이 머리에서 떠나지 않았다. 내 인생을 처참하게 짓밟은 인간들을 도무지 용서할 수 없었다. 모든 책임을 내게 떠맡긴 그 인간들을 응징해야만 속이 풀릴 거 같았다. 하지만 O군이 그런 분노에 휩싸일수록 몸은 굳어지는 거 같았고, 다리에 무거운 쇠고랑을 채운 듯 한 발자국도 내딛을 수 없는 느낌이었다. 무엇보다 딛고 일어서려는 의지가 사라진 것만 같았는데 의지를 잃어버렸다 생각하며 온 몸에 힘이 빠져버린 상태가 되었다.

상담실에서 O군은 무엇보다 억울한 감정을 표출할 수 있었다. 상담사의 무조건적 수용에 O군은 묻어놓았던 억울한 감정을 분출하였고, 빈의자 기법으로 자신에게 상처를 주었던 사람들에게 하고 싶었던 말을 솔직하게 표현하면서 분노의 감정에서 서서히 벗어날 수 있었다.

### ▶ 모든게 최고여야 행복하다는 착각

중년여성 E씨는 명문대 약대를 졸업한 후 약국을 운영하고 있다. E씨의 남편 또한 명문대 경영학과를 졸업하고 대기업에 입사한 후 임원의 위치에 올라갔는데 회사에서의 입지가 매우 탄탄하고 능력을 인정받고 있다. E씨 부부는 둘 다 학업에서 뛰어난 수재들이었고, 모두 학창시절 수석을 놓치지 않았다. '공부가 제일 쉬웠어요'란 E씨 부부에게 해당하는 말이었다. 1등 성적이 당연해서 2등이라는 석차를 받는 건 부끄러운 일이었다.

부모의 뛰어난 공부 유전자를 받고 태어났는지 E씨 큰 딸과 둘째 딸 모두 학업에서 우수한 성적을 받았다. 큰 딸도 초등학교 시절부터 1등을 놓치지 않으면서 공부를 잘 하더니 명문 법대에 진학하여 변호사가 되었다. 언니와 터울이 있게 태어난 둘째도 공부에 재능이 있어 특목고에 진학을 하여 입시를 치뤘다. 큰 딸이 학업성적이 우수하고 굴곡없이 성공적으로 대학에 입학한 후 변호사가 되는 과정에 어려움이 없었기에 둘째 딸이 대한민국 최고의 대학에 진학하는데 추호도 의심의 여지가 없었다. 게다가 큰 딸보다 더 머리가 좋아보이고 영특해보이는 둘째였기에 둘째가 입시에 실패할거란 생각을 해 본 적이 없다. 전국 순위를 기대할 정도로 자타가 인정하는 우등생이었기에 E씨는 둘째에 대한 기대감을 갖고 있었다. 언니 못지 않게 성공적인 삶을 살게 될 둘째를 생각하면 늘 자랑스러웠다. 1등 가족이라는 자부심, 주변의 부러움을 한 몸에 받고 있다는 뿌듯함, 내 삶은 최고의 자리에 있다는 승리감이 E씨 마음에 늘 자리잡고 있었다.

E씨가 무너졌다는 충격에 휩싸인 건 둘째딸의 수능성적표를 받고서이다. 도무지 딸의 성적이라고 믿어지지 않는 성적표를 받고 E씨는 아연실색하였다. 충격을 받은 건 딸도 마찬가지였다. 둘째딸은 실망감에 방에 틀어박혀 매일 울면서 지내고 음식을 거부해서 몇 주 사이 5키로가 빠진 상태이다. 음식이 넘어가지 않는건 E씨도 매한가지였다. E씨는 딸의 수능실패가 수능날 제대로 챙겨주지 못한 자신의 부주의 때문은 아닌지, 딸의 입시 기간 동안 약국운영으로 제대로 도와주지 못해서는 아닌지하는 생각에 사로잡혀 잠을 이룰 수 없었다. 지나간 시간이 후회가 되고, 딸이 입시에 실패하였으니 앞으로 전문직으로 살아가지 못할 것이고, 대한민국 사회에 주류 사회에 속하

지 못하게 될 거라 생각하니 미칠 지경이었다. 과거를 반추하니 후회가 밀려오고, 미래를 생각하니 공포가 밀려왔다. '공부 잘 한다고 자랑하더니 고작 그 정도 대학 밖에 못 가나'라고 하며 자신과 자신의 딸을 조롱하는 소리가 들리는 듯 하였다.

가슴이 미어지고, 숨을 쉴 수 없고, 미쳐가는 거 같아 견디기 어려워 E씨는 상담실을 찾았다. 상담실에 앉자 E씨는 가슴을 치며 통곡을 하였고, 자신의 잘못을 자책하였다. 딸에게 최선을 다하지 않은 자신 때문에 딸 인생이 어그러졌다며 울부짖었다. 딸이 속상해할 걸 생각하면 견딜 수가 없다고, 딸도 무너질까봐 두렵고 무섭다고하며 울음을 그치지 않았다.

상담자는 E씨가 충분히 감정을 토로하며 눈물이 그칠 때까지 울 수 있도록 해주었다. 어느 정도 E씨 감정이 추스러졌을 때 상담자는 E씨의 생각이 어떤 측면에서 파국적인지, 이분법적인지, 인지편향적인지를 탐색하였다. 지금까지 실패를 경험해보지 않고 최고의 삶을 살아 온 E씨가 느끼기에 딸의 수능 실패는 받아들이기 어려운 고통임을 공감하면서 그럼에도 불구하고 E씨가 상상하는 것 만큼 파국적인 결과가 아니라는 것을 E씨가 수용할 수 있도록 상담을 진행하였다. E씨의 공황발작이 현재 상황을 자신이 감당할 수 없을 정도의 위험상황이라고 오해석하기 때문이며, 그러한 위험을 통제할 수 없을 거라는 인식이 공황을 증폭시키고 있음을 E씨가 인지하도록 돕는 상담과정이 진행되었다. 최고여야 한다는 경직된 생각에서 E씨가 벗어나는데는 꽤 시간이 걸렸지만 '1등', '최고'에 집착하고 있는 한 자신과 딸이 제대로 살아갈 수 없고, 이것이 행복을 담보해 주지 못한다는 사실을 깨달으면서 E씨는 마음의 여유를 조금씩 찾아가게 되었다.

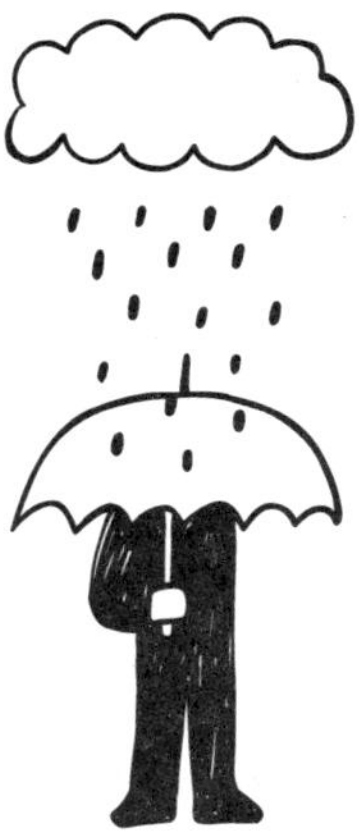

• 제 6 장 •

# 광장공포증

광장공포증(Agoraphobia)은 대중교통을 이용하는 것, 개방된 공간에 있는 것, 폐쇄된 공간에 있는 것, 줄을 서거나 군중 안에 있는 것, 집 밖에 혼자 있는 것 등과 같은 다섯 가지 상황 중 적어도 두 가지 이상의 경우에 대한 두려움과 불안을 특징으로 한다. 이러한 상황에 처하면 탈출이 어렵고 도움을 받을 수 없다는 생각 때문에 이러한 상황을 두려워하고 회피하게 된다.

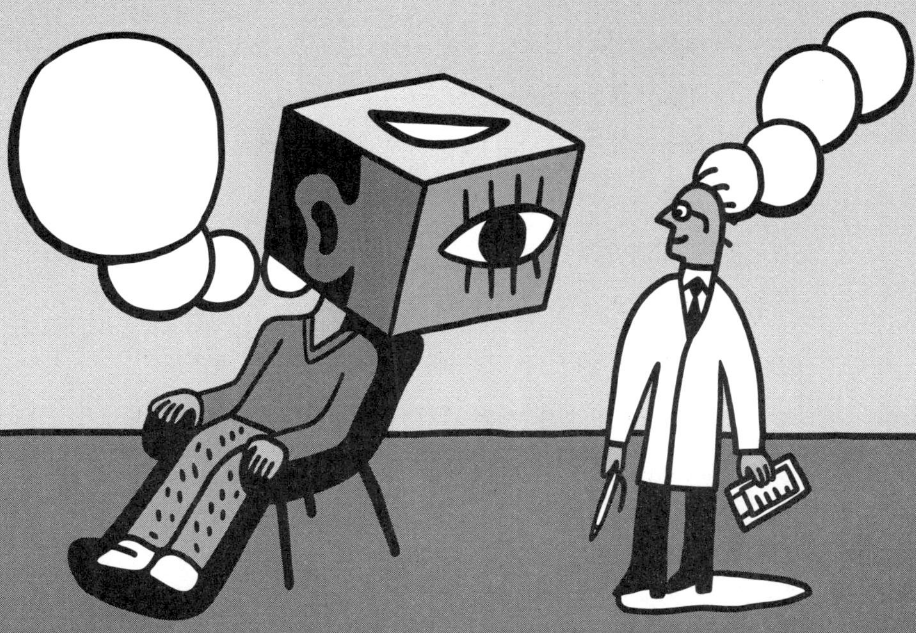

# 1. 진단기준과 임상적 특징

**광장공포증의 진단기준**(DSM-5-TR)

A. 다음의 다섯 가지 상황 중 적어도 두가지 이상의 상황에서 극심한 공포나 불안을 느낀다.

(1) 대중교통을 이용하는 것(예: 자동차, 버스, 배, 기차, 비행기)

(2) 개방된 공간에 있는 것(예: 주차장, 시장, 다리)

(3) 폐쇄된 공간에 있는 것(예: 쇼핑몰, 영화관, 공연장)

(4) 줄을 서 있거나 많은 군중 속에 있는 것

(5) 집 밖에 혼자 있는 것

B. 공황과 유사한 증상이나 무능력하고 당혹스럽게 만드는 증상이 나타날 때 그러한 상황을 벗어나기 어렵거나 도움을 받을 수 없다는 생각 때문에 상황을 두려워하거나 회피하게 된다.

C. 광장 공포 상황에 노출되면 거의 대부분 공포나 불안이 유발된다.

D. 공포 상황을 적극적으로 회피하고, 누군가 옆에 있어 줄 것을 요구하거나, 심한 불안이나 고통을 지닌 채 견디어 낸다.

E. 공포 상황의 실제적 위험과 사회문화적 맥락을 고려할 때 공포나 불안이 지나치게 심각하다.

F. 공포나 불안, 회피행동이 대개 6개월 이상 지속된다.

G. 공포나 불안, 회피행동이 심한 고통을 초래하거나 사회적, 직업적, 또는 다른 중요한 기능 영역에 임상적으로 심각한 손상을 초래한다.

H. 만약 다른 의학적 질환(예: 염증성 장질환, 파킨슨병)이 존재한다면, 공포, 불안이나 회피행동이 확실하게 과도해야 한다.

I. 공포, 불안, 회피행동이 다른 정신장애의 증상들로 더 잘 설명되지 않아야 한다(예: 특정공포증의 상황형, 사회불안장애의 사회적 상황, 강박장애의 강박사고, 신체변형장애의 지각된 신체적·외모적 결함, 외상후 스트레스 장애의 외상사건 회상, 분리불안장애의 분리되는 것에 대한 두려움 등으로 더 잘 설명되지 않아야 한다)

▶ **임상적 특징**

광장이란 고대 그리스어 agora의 번역어로 '시장'이 서는 공공장소를 의미한다. 19세기 독일의 신경과 의사 Westphal은 이 단어를 사용하여 넓고 개방된 장소에 대한 공포를 느끼는 증상에 대하여 광장공포증이라는 용어를 처음 사용하였다. 여기서 '광장'이란 단순히 물리적으로 넓은 장소를 의미하는 것이 아니라 심리적으로 너무 넓게 느껴져 도움을 청하기 어렵다고 생각되는 상황을 의미한다. 그러기에 '광장'은 반드시 넓은 장소만이 아닌 영화관이나 공연장과 같은 폐쇄된 장소 또는 터널이나 다리 위, 또는 자동차를 몰고 가거나 대중 교통 수단으로 먼 거리를 이동하는 경우처럼 좁고 폐쇄된 장소도 포함된다. 이런 장애의 속성을 반영하여 광장공포증은 최근 '임소공포증'이라고 불리어지기도 한다.

광장공포증은 광장이나 공공 장소, 특히 빠져나가기 어렵다고 느끼는 상황에 누군가의 도움 없이 혼자 있게 되는 것에 대하여 극심한 불안과 공포를 느끼는 장애이다. 이 장애를 가진 사람은 대중교통을 이용하거나 개방된 공간, 밀폐된 공간, 군중 속에 있거나, 줄을 서 있거나, 집 밖에 혼자 있는 상황에 대한 공포를 갖는다. 이 상황에서 숨이 막히거나, 졸도할 거 같고, 진짜 죽을 것 같은 공포를 경험하고 자기 통제력을 상실할 듯한 두려움을 느끼기 때문에 이런 상황에 노출되는 것 자체를 피하게 된다. 어쩔 수 없이 이런 장소에 가야 하는 상황에서는 반드시 누군가와 동행을 하려 하며 심한 경우 외출도 안하려

하지만, 혼자 있는 것도 두려워한다.

특히, 광장공포증이 있는 사람들은 이러한 상황에서 공황발작과 유사한 증상이나 무능력하고 당혹스러운 증상이 나타나면 그 상황을 벗어나기 어렵거나 도움을 받기 어려울 것이라는 생각 때문에 이런 상황을 두려워한다. 이러한 상황에 노출되면 거의 예외없이 공포나 불안을 유발하므로 상황을 회피하거나 동반자를 필요로 한다. 특정한 장소나 상황에서 발생할 지도 모르는 공황 발작에 대하여 공포감을 느낀다는 점에서 특정한 상황 자체에 의한 손상을 두려워 하는 특정공포증의 상황형과 구별된다. 특정 공포증은 특정대상이나 상황 자체를 두려워하는 것이지 그 상황에서 공황 발작이 일어나는 것을 두려워하는 것은 아니기 때문이다.

광장공포증은 예측할 수 없고 안전하다고 느끼지 않는 상황에서 공황 발작이 일어나면 자신이 어떻게 할 수 없는 일이 생길까 두려워하는 것이다. 광장공포증은 이런 측면에서 '공포에 대한 공포'라고 할 수 있다. 즉, 광장공포증의 공포는 공포로 인해 유발되는 통제 상실, 졸도, 심장발작, 정신이상과 같은 것들을 두려워하는 것으로 특정한 장소 자체에 대한 두려움이라기보다는 그러한 장소에서 경험하게 될 공포에 대한 두려움인 것이다. 공포를 유발하는 결정적인 사건은 장소가 아닌 자기통제를 상실할 듯한 위협적인 공황발작이다. 일단 이러한 경험을 하게 되면 발작이 반복될 것을 두려워하고 내부의 신체적 느낌에 예민해져 사소한 느낌조차 또 다른 발작의 신호라고 의식하게 된다. 그러므로 광장공포증이 있는 사람의 2/3가 공황장애를 가지고 있어, 공황장애는 광장공포증을 동반하는 경우가 많다고 알려져 있다. 광장공포증을 지닌 사람들은 공황발작이 일어나 장소에 대한 혐오스러운 경험이 되살아나는 걸 두려워하므로 그 장소를 피하려는 회피행동을 보이며 이러한 회피행동이 광장공포증의 특징 중 하나인 것이다. 광장공포증은 공황발작을 유발한 선행사건을 잘못 해석한 때문이기도 하다. 예를 들어, 넓은 광장에서 어떤 사람과 심하게 다툰 후 혼자 남게 되었을 때 공황발작을 경험하였다면 발작의 원인을 대인관계의 갈등으로 인한 다툼이 아닌 넓은 길거리라는 상황으로 돌리고 그 이후 넓은 길거리를 두려워하게 되는 것이다. 공황발작이 일어난 장소를 지속적으로 회피하여 회피행동이 심해지면 발작이 일어날 가능성이 있는 모든 장소를 피하게 되어 결국 집 밖으로 나오지 못하고 평생 집에서만 지내게 될 수도 있다.

### ▶ 유병률

광장공포증의 평생 유병률은 어떻게 측정하느냐에 따라 0.6~6%까지 다양하게 보고되고 있다. 매년 전 세계 청소년 및 성인의 약 1~1.7%가 광장공포증의 진단기준을 충족하는 증상을 보인다. 미국의 경우 65세 이상 일년 유병률은 0.4%로 나타났다. 유년기에도 발생 가능하지만 대개 청소년 후기나 성인기 초기에 발병하여 만성적으로 진행하는 경향이 있다. 발병연령은 24~25세로 20대 중반에 가장 많이 발병하고 여성인 경우 남성보다 2배 정도 더 많이 발생하는 것으로 알려져 있다.

# 2. 원인

광장공포증의 원인이 생물학적 소인에 의한 것이라고 보는 입장에서는 특성불안이나 불안 민감성과 같은 생물학적 취약성이 광장공포증에 영향을 준다고 설명한다.

Kierkegaard는 불안이란 인간이 존재하기 때문에 생길 수밖에 없는 존재의 기본 속성이라 하였다. 이 개념을 토대로 불안에 대한 심리적 측정을 시도한 Cattell과 Scherier(1958)은 성인의 특성불안과 상태불안을 객관적으로 평가하는 척도를 개발하였고, 이를 모체로 Spielberger는 불안을 상태불안(state-anxiety)과 특성불안(trait-anxiety)으로 구분하였다. 상태불안이란 위험한 상황에 대한 긴장감, 걱정, 또는 두려움 등의 일시적인 긴장된 반응으로 시간의 경과에 따라 그 강도가 변화하는 주관적 정서 상태를 의미한다. 반면 특성불안이란 불안을 일으키는 경향에 대하여 한 개인이 지니고 있는 비교적 지속적인 개인적인 특성을 의미한다. 특성불안은 과거와 현재, 그리고 미래의 불안 경향성의 빈도와 강도에 있어서 비교적 안정된 개인적 차이를 의미하기도 한다. 이는 외적인 위협에 대하여 대처하는 개인적 차이를 결정하는 요소가 되며 한 개인에게 있어서는 일생동안 변화되지 않고 일정한 양상을 띤다. 특성불안이 높은 사람은 직접적인 위험이 없는 상황에서도 위협을 느끼는 일반적인 성향이 있으며, 위협에 대해 지나치게 걱정하고 반추하며, 압도 당하는 특성을 보인다. 따라서 특성불안이 높은 사람이 심리적 불안을 유발하는 스트레스 상황에 처하게 되면 두려움과 공포가 증폭되고, 이 공포는 다시 환경적 조건에 의해 공황발작을 유발하고 이 발작에 의해 광장공포증이 유발되는 것이다.

특질불안과 불안민감성이 동일한 개념이라는 주장이 있으나 여러 연구자들은 특질불안과 불안민감성은 구별되는 개념이라고 본다. 특질불안이 보다 넓은 의미에서 스트레스에 대하여 위협적으로 지각하고 두려워하는 경향이라면, 불안민감성은 불안관련 감각에 대한 두려움의 정도를 나타낸다. 불안과 관련된 감각이 신체적, 사회적, 혹은 심리적으로 위험한 결과를 가져올 것이라는 믿음으로 인해 그 신호를 두려워하는 것이다. 불안민감성이 높은 사람은 스트레스 상황에 직면하여 불안을 느끼면 불안증상 자체가 심장마비나 졸도, 정신병 등의 끔찍한 결과를 초래할 것이라고 걱정하며 이 염려가 불안을 증폭시킨다. 광장공포증에서 발생하는 공황발작은 이러한 불안민감성과 밀접한 관련이 있는 것으로 밝혀졌다. 불안민감성은 불안민감성 지표(Anxiety Sensitivity Index, ASI)를 통해 측정할 수 있다.

특성불안과 불안민감성과 같은 생물학적 취약성과 함께 심리적 취약성은 광장공포증의 또 다른 원인이다. 심리적 취약성은 인지적으로 신체 감각이나 일상적 상황을 위협적인 신호로 오인하는 왜곡된 믿음을 갖는 것을 의미한다. 심리적 취약성을 지닌 사람들은 미래의 위험에 대하여 과도하게 경계하고 불안해하며, 잠재적으로 위험한 상황에 대하여 통제가 어렵고 피하기 어렵다고 느낀다. 광장공포증의 원인을 인지적인 측면에서 찾는 인지모델에 의하면  이러한 심리적 취약성을 지닌 환자들은 최초의 공황발작 때 경험한 신체 감각을 다음 발작의 신호로 믿고 다음 공황이 올 가능성에 대한 예기 불안을 갖게 된다. 다시 이 불안은 신체 감각의 강도를 증가시키고, 또다시 이것은 불안수준을 상승시켜 최고조의 불안이나 공황 상태에 이르게 하는 악순환이 이루어지게 된다.

왜곡된 인지적 해석을 하는 환자들은 죽음이나 자제력의 상실과 같은 위험에 대하여서도 인지적 과대평가를 하여 공포를 증폭시킨다. 예를 들면, 심장이 빨리 뛰면 이를 심장마비의 신호로 왜곡 해석하고, 이로 인해 심장 박동은 더욱 빠르게 될 수 있다. 이를 '공포에 대한 공포'라고 부르는데, 이는 광장공포증을 유발하는 주요한 심리적 요인이다.

광장공포증에서 발생하는 공황발작은 내적인 신체 신호에 대한 공포이기도 하다. 내적인 자극은 외적 자극에 비해 예측이 어렵고 피하기가 어렵기에 더욱 강력하고 갑작스러우며, 공포의 재발에 대한 예기 불안을 유발한다. 이러한 예기 불안은 공황발작의 가능성을 더욱 증가시키는데 왜냐하면 예기 불안이 내적 신호를 탐색하는 주의력을 증진시키기 때문이다. 공황발작을 지니는 환자들은 신체 신호 중에서도 해로운 감각에 선택적으로 초점을 맞추고 사소한 불편감을 신체증상으로 지각한다. 이들은 자신이 느끼는 신체감각이나 증상을 지나치게 위험한 것으로 과장해서 해석하는 '파국화'의 사고를 한다. 광장공포증을 지닌 환자들은 이처럼 예측이 불가능하고 갑작스러운 신체증상이 일어날 가능성에 대하여 과도하게 주의하고 염려하므로 그 대처방법으로 회피하는 방안을 발전시켜 광장공포증을 지속시키게 된다.

# 3. 치료

광장공포증의 치료를 위하여 사용하는 약물은 삼환계 항우울제와 벤조다이아제핀계 항불안제이다. 약물치료는 광장공포증의 공황발작 자체 및 그 직후에 오는 급성 불안상태에 가장 신속하게 사용하여 증상을 완화할 수 있다. 그러나 약물을 중단할 경우 증상의 재발률이 높아 광장공포증의 근본적인 두려움이 치료된다고 보기는 어렵다. 특히, 약물복용과 같은 안전신호는 약물이 중단되어 제거될 경우 치료되지 않은 불안증상에 대한 두려움이 재생되어 재발률이 높아지게 된다.

인지행동치료는 약물치료와 비교하여 재발률이 낮고, 효과가 장기적으로 유지되는 장점이 있다. 인지행동치료는 조건화의 개념으로 광장공포증을 접근하는 행동주의 이론과 인지적 측면을 강조하는 인지이론에 기초를 둔다. 행동주의 이론에서는 중립적인 상황조건 자극이 공황 자극과 같은 혐오자극과 연합이 될 때 학습이 일어나고, 이와 같이 학습된 경험을 반복하여 경험하면서 광장 공포증이 발생한다고 설명한다. 치료란 이렇게 학습된 공포를 소거를 통해 제거하는 것이다. 이 때 사용하는 방법이 자극감응 훈련과 상황 노출 치료 등이다. 자극감응 훈련은 불안을 경험할 때 느끼는 신체 감각에 반복하여 노출시킴으로써 자동적으로 작동하는 공포반응을 감소시키는 것이다. 예를 들어, 과호흡이나 제자리 뛰기와 같이 증상으로 유도하는 과제를 통해 훈련이 이루어질 수 있다. 상황 노출 치료는 광장공포를 느끼는 유발 환경에 순차적으로 노출을 시키는 방법이다. 두려워하는 공포 유발 환경에 대한 위계를 작성하도록 하고 점진적인 노출을 하도록 유도하여 공포증을 완화한다. 노출치료와 함께 호흡 재훈련이나 근육이완 훈련과 같은 불안의 강도를 줄이는 방법을 덧붙여 사용할 수 있다.

인지치료적 접근에서는 불안 관련 스키마가 신체 감각에 의해 촉발되고, 이 스키마로 인해 공황과 관련된 신체 감각을 왜곡시켜 해석하게 된다고 설명한다. 왜곡된 해석의 주요 내용은 미칠 것 같다거나 심장이 마비될 것 같다는 파국적 재앙화이며 이러한 인지적 왜곡이 불안을 불러오고, 불안은 또다시 신체 감각을 악화시키는 악순환을 반복하게 한다. 따라서 인지치료에서는 이렇게 왜곡된 인지의 재구조화에 초점을 둔다. 인지재구조화를 위해 사용하는 방법은 광장공포증을 겪는 환자에게 교정적 정보를 제공하는 것이다. 교정적 정보를 통해 환자는 광장공포증에서 경험하는 신체 감각 증상을 재앙화하지 않도록 한다. 또한 소크라테스식 문답법과 자기 관찰이 인지 재구조화를 위해 사용될 수 있다. 소크라테스식 문답법에서는 질문과 요약을 통해 환자의 생각과 믿음에 도전을 한다. 자기 관찰법은 환자로 하여금 증상의 발생을 기록하도록 함으로서 환자가 증상의 패턴을 파악하도록 하는 것이다. 환자는 증상의 패턴을 파악하여 증상의 성격을 이해할 수 있고, 증상이 나타날 때 좀 더 익숙하게 받아들일 수 있다.

인지적 접근을 통해 재앙화 오류나 증상의 패턴에 변화가 온 후에도 광장공포의 불편함을 호소하는 경우가 발생하자 최근에는 증상을 수용하는 데 초점을 둔 수용전념치료적 접근이 등장하였다. 수용전념치료에서는 개인에게 고통을 주는 심리적 문제는 부정적인 행동이나 생각, 감정과 같은 사적 경험 그 자체 보다 그에 대한 통제 전략에서 생기는 경험 회피 때문이라고 본다(Hayes, Strosahl & Wilson, 1999). 이 치료접근에서는 증상의 조절보다는 증상의 수용에 초점을 맞추어 광장공포증의 치료에 접근하고 있다.

# 4. 사례

### ▶ 지하철에서 죽을 거 같다는 착각

오랫동안 기다렸던 아기를 유산한 H씨는 회사업무가 과중한 탓에 아기를 유산하였나 싶어 몇 개월 휴직을 하였다. 휴직 후 복직해야 하는 날 H씨는 회사로 돌아가 다시 회사업무를 시작한다는 것이 괴롭게 느껴졌다. 아직 신체적으로 건강이 회복된 거 같지 않아 좀 더 쉬고 싶은 마음이었으나 신혼 때 마련한 아파트 대출금과 넉넉지 않은 시부모님, 친정부모님께 드려야 하는 생활비 등을 남편의 수입으로 감당하기는 어려웠던 터라 마냥 복직을 미룰 수는 없었다 무거운 몸을 이끌고, 회사로 가는 지하철을 타기 위해 계단을 내려가면서 H씨는 이미 지쳐있었다.

출근길이라 지하철 역사는 사람들로 붐벼 있었고 그 틈에 밀려 간신히 도착한 지하철에 올라탔다. 지하철에 들어서서 얼마 있지 않아 갑자기 숨이 쉬어지지 않았다. 심장이 심하게 요동치고 호흡이 어려워지면서 식은 땀이 흘렀다. 이 공간을 벗어나지 않으면 죽을 것 같은 공포감이 밀려와서 다음 정거장에서 사람들 틈을 비집고 간신히 내렸다. 지하철 역에 있는 벤치에 쓰러지듯 급히 가 앉아서 정신을 가다듬었다. 몇 분이 지나니 숨 쉬는건 정상적으로 되었고, 심장 박동도 진정이 된 것 같았다. 하지만 다시 지하철을 탄다는 건 끔찍하고 무섭다는 생각이 들어 도착한 지하철을 몇 대나 그냥 보내버렸다. 아무래도 다시 지하철을 탄다는게 엄두가 나지 않아 H씨는 지하철역을 빠져나와 지상에서 버스를 타고 회사로 갔다. H씨는 회사 첫날 업무를 하면서 지하철역에서 경험했던 신체적인 감각들이 자꾸만 떠오르고 또 그런 증상이 나타나면 어떡하나 걱정스러워 업무에 집중하기가 어려웠다.

집으로 오는 퇴근 길은 버스를 타기로 하였다. 하지만 버스를 타고 출근을 한다면 교통체증 때문에 지하철을 타는 것보다 시간이 배나 더 걸리기에 출근길에 버스를 이용할 수는 없었다. 다음날은 지하철을 한번 더 타보기로 하였다. 지하철에서 나타났던 급작스러운 호흡곤란과 신체적인 반응들은 업무복귀에 짓눌린 마음 때문에 일시적으로 나타난 것일지도 모른다고 마음을 가다듬고, 다음 날 다시 지하철을 타보았다. 하지만 다음날에도 몇 정거장 가지 않아 서서히 숨이 쉬어지지 않고 가슴이 답답하여 그대로 있으면 어떻게 될 거 같은 두려움이 몰려왔다. 이번에는 얼마 전에 TV에서 보았던 지하철 사고 장면까지 떠오르면서, 이렇게 사람이 많은데 만일 TV에서 본 것과 같은 사고가 나면 어떻게 내려야 하지 하는 걱정까지 몰려왔다.

출근하는 며칠동안 이러한 공포감을 지하철안에서 경험한 H씨는 이제 지하철 역에 가까이 가는 것도 힘들게 되었다. 지하철이 위험한 곳이 아니고 TV에서 보았던 지하철 사고가 흔히 일어나는 것도 아니며, 언제든지 내릴 수 있고, 무서워 할 장소가 아니라는 것을 인지적으로는 알지만 지하철만 타면 통제가 안되는 공포와 두려움이 H씨는 이해할 수가 없었다. 자신에게 무슨 문제가 있고, 비정상적인 증상이라는 생각이 들어 이제는 평소에도 문득문득 불안함과 초조함이 느껴진다. 이러한 감정들은 H씨 회사생활에도 지장을 주기 시작하였다. 많은 시간이 소요되는 버스를 타고 출근을 하다보니 일찍 집에서 출발을 해야 하고, 그러다보니 수면시간이 줄어들어 늘 피곤하다. 자신에 대한 안심이 안되는 상태가 지속되니 다른 사람들이 건네는 말 한마디가 건성으로 들리지 않는다. '내가 이상하게 보이나', '내가 정상이 아닌걸 눈치챈 건 아닌가', '내 모습이 다른 사람들과 많이 다른가' 등등 회사 동료들의 시선에 신경이 쓰이고 여러 생각에 괴롭기까지 하다. H씨는 이대로 가다가는 회사를 그만두어야 할 지도 모른다는 염려가 되어 상담실을 찾아오게 되었다.

H씨는 상담을 진행하면서 자신의 공포증이 유산, 시댁과의 갈등, 경제적인 압박감 등과 관련이 있음을 알게 되었다. 오랫동안 기다렸던 아이를 유산하면서 H씨는 자신이 몸을 잘 관리하지 못해서 아이를 유산하였다는 아이에 대한 죄책감을 갖

게 되었다. 아이를 잃었는데도 시부모님은 위로해 주시기는커녕 생활비를 독촉하면서 하루라도 빨리 회사에 복직하는게 낫지 않겠냐고 하셨고, 남편은 아내인 자신의 편을 들어주기보다 시부모님을 두둔하였다. 남편과 시부모님에 대한 서운함에 휴직 기간 동안 잘 쉬지도 못하였고, 아무도 내 마음을 이해해 주지 않는 것 같아서 매일 눈물만 흘렸다. 몸도 회복하지 않았고, 마음도 우울한데 돈을 벌기 위해 다시 회사에 나가야 하는 자신의 삶이 슬프기만 하였다. 회사 업무 자체가 싫다기보다는 회사에 가야만 하는 자신의 삶이 처량하고 불쌍하다는 생각만 들었던 것이다. 상담사는 H씨의 감정이 H씨의 상황에서는 자연스럽고 당연히 느껴질 수 있는 감정이라는 공감을 해주었는데 이러한 상담사의 공감과 수용이 H씨를 아주 편안하게 해주었다.

### ▶ 모두 나를 놀린다는 착각

중학교 시절 같은 반 여학생이 잘난 척하고 나댄다며 놀리기 시작하자 다른 아이들도 Y군을 조롱하고 '잘난척'이라며 비아냥거렸다. 수업시간에 Y군이 손을 들고 선생님 질문에 답을 하면 '또 잘난척'이라며 아이들이 킥킥 대곤하였는데 그런 얘기가 들리면 고개를 숙이고 공부를 하는 척 하였다. 책을 읽어도 글자가 눈에 들어오지 않았고, 자기를 바라보는 따가운 시선만 느껴졌다. '내가 뭘 잘못했다고 저러지? 지들 일이나 신경 쓸 것이지 나한테 웬 관심이야? 신경 끄자'라는 혼잣말을 되뇌이며 버텨보려 했지만 이러다 외톨이가 되면 어쩌지 하는 불안이 스물스물 올라오곤 하였다.

학교에 가도, 학원에 가도 사람들이 있는 장소에 가는 것이 여간 고통스러운 일이 아니었다. 학원선생님도 나를 싫어하는 것 같았다. 학원에서도 나에 대해 수근대는 것 같았다. 공부에 집중하기 어려웠고, 시간이 흘러도 같은 페이지를 보고 있는 경우가 다반사였다. 이렇게 공부를 하니 입시에서 좋은 성적을 받기는 어려웠다. 가장 힘든 건 재수를 하면서이다.

재수학원에서부터 속으로 되뇌이던 말들은 더 이상 독백으로 끝나지 않았다. 실제 누군가의 목소리가 들리는 듯 하더니 여러 사람의 소리로도 들리고, 아는 사람의 목소리로도 들리기 시작하였다. 친구의 목소리 같기도 했고, TV에 나오는 누군가의 목소리 같기도 하였다. '쟤 표정이 왜 저래', '또 잘난척 하네', '지가 잘난 줄 아나봐', '쟤 좀 안보이면 좋겠어' 끊임없이 들려오는 소리는 마치 녹음 기계를 틀어놓은 듯 하였다. 환청은 잠자리에 들 때까지 들렸고, 잠을 잘 때는 악몽에 시달렸다. 그나마 환청보다는 자면서 시달리는 게 낫다고 느껴졌을까. Y군은 잠에서 깨지 못하는 날들이 많아졌고 그러다보니 학원에 빠지는 날들도 빈번해졌다.

Y군이 늘 잠에 취해 있는 것처럼 보이고 늘 피곤하다고 하며 쳐져있는 모습을 보신 Y군 어머니는 Y군을 데리고 여러 병원을 다니다 결국 정신과 진료를 받게 하였고, Y군의 정신적 문제를 알게 되었다. Y군 어머니는 정신의학과에서 약물을 복용

하는 것으로 부족하다는 판단에 Y군이 심리상담을 병행하도록 하였다.

상담에서 Y군은 사람들이 많은 장소를 특히 공포스러워 한다는 것을 깨닫게 되었다. Y군은 사람들이 모여있는 장소에 가면 환청이 더욱 심해지기에 사람들이 많이 있는 장소를 피해왔다. 내용이 머리에 들어오지 않아도 사람을 만나는 것보다는 책을 보는 게 마음이 편한 건 사람이 없는 곳에서는 환청이 덜 들리기 때문이었다. 하지만, 사람들을 만나 얼굴을 마주보며 대화하기가 지독히도 어렵고 힘이 들면서도 마음 깊은 곳에서는 누군가와 만나고 싶어하는 욕구가 있기에 혼자 있으면 자신이 한심하게 느껴져 고통스러웠다. 사람들이 있는 곳에 같이 가서 함께 하고 싶지만 그러지 못하는 자신의 모습이 혐오스러웠다.

Y군에게 상담이 효과가 있었던 건 Y군이 환청을 알아차리고 있었기 때문이었다. Y군은 환청이 실제 사람의 목소리가 아니라는 걸 알고 있었고, 실제 사람의 목소리와 환청을 구별할 수 있었다. 상담자는 Y군의 환청이 사라지게 하기 보다는 Y군이 환청이 들릴 때 '환청이 들리는군', '응. 그래. 이건 실제가 아니야. 괜찮아.'라고 반응할 수 있도록 도왔다. 그리고, 놀림을 당하며 위축되어 있었던 중학교 시절의 Y군 모습을 심상으로 떠올리며 내면의 어린 Y군을 청년이 된 Y군이 위로하고 안아주도록 하는 내면아이 치료작업을 하면서 Y군이 마음의 상처가 회복되도록 도움을 주었다.

### ▶ 모두 나의 죄 때문이라는 착각

20대 중반인 A양은 몇 개월 전 회사 야유회로 산행을 가게 되었다. 회사 동료들과 산행을 하며 도란도란 이야기도 나누고 간식도 먹으면서 좋은 시간을 보내고 있었다. 산 중턱에 다다를 때까지 다소 숨이 가빠오기는 했지만 그닥 힘들다고 느껴지지는 않았다. 중턱에서 잠시 쉬어가자는 동료의 말에 약간 가파른 바위에 걸터앉아 숨을 돌리는 순간 A양은 갑자기 숨이 멎는 듯하면서 식은 땀이 비 오듯 등산복을 적시는 경험을 하였다. 산을 올라오는 많은 등산객들이 자신을 향해 돌진해오는 것처럼 보여 자신은 그 무리의 힘 때문에 바위 아래로 추락할 듯한 두려움이 몰려왔다. 사람들이 자신을 덮치면서 몰려올 뿐만 아니라 그들이 내는 소리는 귀가 울릴 만큼 '웅웅' 대는 소리로 들리는 바람에 귀를 두 손으로 막아야만 하였다. 심장이 쿵쾅 대는 소리가 들리는 듯 하였고, 심장이 아프기까지 하였다. 자신에게 아주 무섭고 끔찍한 일이 벌어진 듯한 느낌이어서 그 자리에 굳어져 버린 거 같았다.

간신히 동료에게 손을 잡아달라고 하면서 바위에서 일어나서는 바로 산에서 내려와야 하였다. A양은 산에서 자신에게 벌어졌던 공포의 경험을 잊을 수 없었다. 무언가 잘못되었고, 자신에게 큰 문제가 생겼다는 두려움이 사라지지 않았다. 그 일이 있은 후 A양은 사람들이 무리 지어 다니는 장소에 가게 되면 어김없이 심장이 두근거리고 식은 땀이 나는 경험을 하였다. A양은 이제 더 이상 사람들이 많은 장소에는 갈 수 없을거 같은 걱정에 사로잡혀 상담실을 찾게 되었다.

A양은 상담자에게 최근 겪었던 공황발작을 얘기하면서 이게 모두 자기가 저지른 죄 때문이라는 이야기를 하였다. A양의 사연은 다음과 같다. A양은 고교시절 부모님에 대한 반항심으로 철없는 일탈행동들을 많이 하였는데 그러한 행동 중에는 난잡한 성관계가 있었다. 그로 인해 임신을 하게 되었고, 여러 번의 낙태 경험을 하게 되었다. A양은 낙태를 하면서 엄마로서 자기 자식을 지워버린게 마치 자식을 살해하는 것과 같다는 생각을 하였다. 낙태를 한 자신은 용서받을 수 없는 사람이고, 벌을 받아 마땅한 사람이라는 죄책감을 오랫동안 가져왔다. 고등학교를 졸업하고 사회인이 된 이후 청소년기의 일탈행동을 후회하고 괜찮은 성인이 되고자 애써왔다. 하지만 '나는 뱃 속의 아이를 낙태한 나쁜 엄마야'라는 자책의 목소리가 마음 가운데서 늘 들리는 듯 하였다. '나는 벌 받아야 해'라는 소리도 들리는 듯 하였다. 그런 소리가 들리면 사람들과의 관계에서 손해 보는 일이 있어도 양보하고, 희생하고, 하고 싶은 말이 있어도 꾹 참으면서 '착한 사람'이 되고자 하였다. 억울한 일이 있어도 '나는 당할 만한 사람이니까', '난 수모를 당해도 싸'라는 생각을 하며 지내 왔다. 어떻게든 벌을 받는다는 느낌이 들면 그게 오히려 위안이 되었다.

상담자와 이야기를 하는 A양의 눈에는 눈물이 하염없이 흘렀다. 자신을 용서하지 못하면서 살아온 시간이 후회스러웠고, 자신이 처량해보여 슬픔이 북받쳤다. 자신이 낙태로 떠나보낸

태중의 아이에게 미안한 마음을 전하는 의식, 그리고 아이가 엄마를 용서하는 의식을 상담자와 진행하면서 A양은 자신을 위로하고, 연민할 수 있게 되었다. 이제 자기자신을 사람들에게 지탄받아 마땅한 죄인으로 바라보는 것이 아니라 삶을 살아내기 위해 애쓰는 여성으로 바라보게 되면서 사람들이 떼 지어 있는 장소에도 조심스럽게 나아갈 수 있게 되었다.

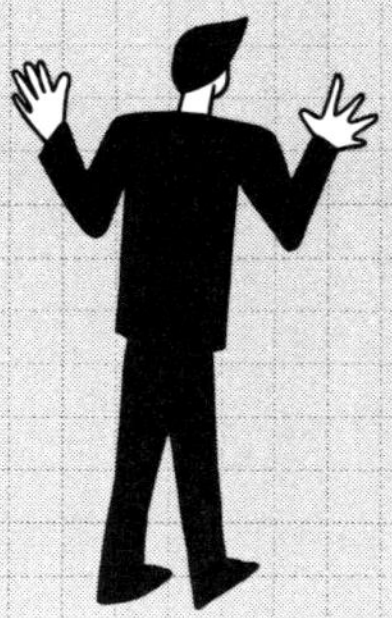

• 제 7 장 •

# 범불안장애

범불안장애(Generalized Anxiety Disorder)는 여러 가지 사건이나 일과 학업 등 개인이 통제하기 어렵다고 느끼는 여러 활동에 대한 지속적이고 과도한 불안이나 걱정을 특징으로 한다. 불안, 걱정 또는 이로 인한 신체증상으로 사회적, 직업적 또는 기타 주요 영역에서 손상을 초래하게 된다.

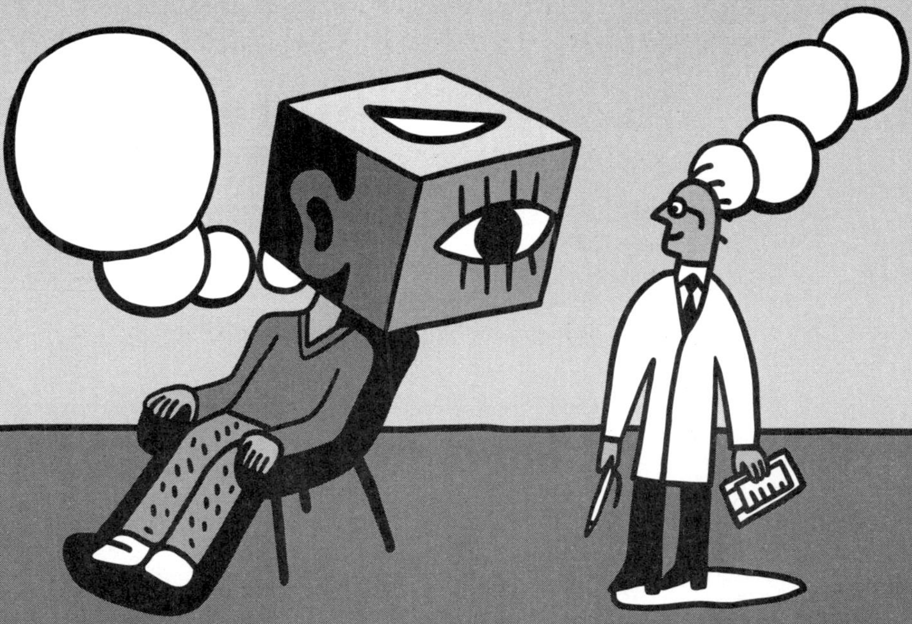

# 1. 진단기준과 임상적 특징

**범불안장애의 진단기준**(DSM-5-TR)

A. 여러 사건이나 활동(예: 직업 또는 학업)에 대한 과도한 불안이나 걱정이 적어도 6개월 이상 나타난다.

B. 개인은 이러한 걱정을 통제하는 것이 어렵다는 것을 안다.

C. 불안과 걱정은 다음의 6가지 증상 중 3가지 또는 그 이상의 증상을 동반한다(주의: 아동의 경우는 한 가지 항목만 요구된다).

(1) 안절부절 못함 또는 긴장이 고조되거나 가장 자리에 선 느낌

(2) 쉽게 피로해짐

(3) 집중곤란 또는 정신이 멍해지는 느낌

(4) 쉽게 화를 냄

(5) 근육의 긴장

(6) 수면장해

D. 불안, 걱정 또는 신체증상이 임상적으로 심각한 고통이나 사회적, 직업적 또는 기타 중요한 기능영역에서 손상을 초래한다.

E. 장해는 물질(예: 남용약물 또는 투약)이나 다른 의학적 상태(예: 부신피질호르몬 과다증)의 생리적 효과에 의한 것이 아니다.

F. 이러한 장해는 다른 정신장애에 의해서 더 잘 설명되지 않는다(예: 공황장애에서 공황발작이 일어나는 것, 사회불안장애에서 부정적 평가, 강박장애에서 오염 또는 다른 강박사고, 분리불안장애에서 애착대상과의 분리, 외상 후 스트레스 장애에서 외상사건 회상 촉발자극, 신경성 식욕부진증(거식증)에서 체중증가, 신체증상장애에서 신체적 호소, 신체변형장애에서 지각된 외모결함, 질병불안장애에서 심각한 질병, 정신분열증이나 망상장애에서 망상적 신념의 내용에 대한 불안이나 걱정이 아니어야 한다).

### ▶ 임상적 특징

적정수준의 정상적인 걱정이나 불안은 누구에게나 나타날 수 있다. 정상적인 불안은 미래에 일어날 위험에 효과적으로 대비하도록 하며, 문제를 예방하고 해결하는 순기능을 한다. 그러나 위험에 대한 예상이 대상이나 상황과 불일치하고 모호하거나 과도하게 되면 역기능적으로 작용할 수 있다. 게다가 위험이 사라진 후에도 경계를 지속하고 긴장을 늦추지 않고 방향감각을 잃으면 공포가 극심해져 통제가 어렵다는 느낌에 압도되게 된다. 문제를 해결하기 위해 유발된 걱정과 불안이 오히려 더 많은 문제를 야기하여 걱정과 불안 그 자체가 장애가 되는 상황이 나타난다. 즉, 문제해결적인 특성을 갖고 있는 정상적인 걱정이 개인의 성격이나 상황적 속성으로 인해 왜곡되어 병리적인 걱정으로 발전하는 것이다. 다양한 사건이나 상황에 대한 과도한 걱정과 불안, 걱정이 다른 걱정을 일으키는 연쇄적인 걱정의 인지과정, 지속적으로 일어나는 통제불가능하다고 느껴지는 문제가 되는 걱정이 장애를 일으키게 된다. 이러한 불안에서 비롯된 신체적인 증상이 심각한 고통을 유발하고, 삶의 기능을 저하시켜 사회생활을 어렵게 하고, 불안과 걱정이 적어도 6개월 이상 지속이 되면 범불안 장애로 진단한다.

범불안 장애를 지닌 사람은 뚜렷한 유발자극이나 대상이 없음에도 불구하고 만성적으로 불안과 걱정에 시달리며 신체적으로 긴장되거나 근육이 뻣뻣해지는 증상으로 고통스러워한다. 이들은 현실적으로 실제적인 문제가 무엇인지를 파악하고 대응전략을 모색하고, 능동적으로 문제해결을 시도하기보다 그저 걱정만 하며 수동적으로 지낼 수 있다. 가족이 사고를 당할지도 모른다는 생각, 주변 사람이 아플 수도 있다는 생각, 마감 시간 내에 일을 끝낼 수 있는지에 대한 걱정, 실수를 할까봐, 회사가 제대로 돌아가지 않을까봐, 미래를 대비한 충분한 재정이 부족할까봐 하는 걱정들은 범불안 장애를 겪는 사람들에게 있어 떨쳐 버리기 어려운 걱정의 주제들이다. 이러한 주제들로 극심한 걱정을 하게 되면 주의집중이 안되고, 안절부절하며 초조해지고, 깊은 수면을 취하기도 어렵게 된다. 정상적인 불안은 불안의 대상이 사라지면 불안감도 사라지게 되는데 범불안 장애를 지닌 사람에게는 아주 사소한 것까지 걱정의 대상이 되므로 한 가지 불안대상이 사라지면 꼬리에 꼬리를 물고 다른 불안 대상이 나타나 괴로움을 가중시킨다. 특히, 범불안장애인 경우 불안을 유발하는 자극이나 상황은 매우 다양하고 모호하며, 외적인 상황이나 특정 대상과 관련없이 생활 전반에 만연해 있는 경향이 있다. 일상생활의 사소한 일들에 대해 끊임없이 과도하게 걱정하는 것이 범불안 장애의 특징이다.

범불안 장애를 겪는 사람들은 자신의 걱정과 불안이 객관적인 대상과 상황의 위험에 비해 지나치며, 이러한 지나친 걱정이 일상생활의 기능을 저하시킨다는 것을 알지만 멈추기가 어렵다. 범불안 장애는 다음과 같은 핵심양상이 있다.

첫째는 사소한 일에 대한 지나친 걱정이 6개월 이상 지속되는 것이다. 걱정의 대상이 되는 일은 실제로는 일어날 가능성이 적고, 만일 일어난다고 해도 충분히 다스릴 수 있는 일인데도 불구하고 비합리적이고 과도하게 걱정을 한다. 그리고, 이러한 걱정은 조절하기 어려운 것으로 느껴진다. 하지만 걱정을 그만하는 것이 어렵고 미리 걱정하지 않으면 큰 일이 일어날 것처럼 느껴지기 때문에 걱정하는 것이 오히려 자신을 보호한다고 믿는다. 걱정에 익숙해져 만성적으로 걱정을 하게 되면 걱정은 습관이 되고 하루 대부분의 시간을 걱정하면서 보내게 된다.

둘째는 불안이 신체적 증상을 동반한다는 것이다. 범불안 장애를 지닌 사람들에게는 불안에서 야기된 근육의 긴장과 근육통, 두통, 위장장애, 호흡곤란, 어지럼증, 수면장애와 같은 신체 증상이 나타난다. 습관적이고 과도한 걱정은 신체 증상을 유발하고, 신체 증상은 걱정을 악화시키는 악순환이 반복된다. 심리적 상태가 전반적으로 불안한 상태이기 때문에 통제력을 상실하여 자주 화를 내거나 짜증이 심해지며 집중력이 약해지기도 한다. 이러한 신체적 증상과 함께 적응 전략이 부족해져 회피, 꾸물거림, 문제 해결 기술의 부족과 같은 행동 증상이 나타나기도 한다.

범불안장애는 다른 정신장애와 공존하는 경우가 많아 범불안장애의 순수한 임상경과와 예후를 예측하기 어렵다. 삶의 여러 가지 부정적인 사건이 불안장애의 발병가능성을 높이며, 이에 따라 경과도 매우 다양하고 만성화되기 쉬운 것으로 알려져 있다. 범불안장애는 어린 나이에도 발병할 수 있지만 일반적으로는 20대 초에 발병하는 경우가 흔하다. 범불안 장애는 특정공포, 공황장애, 광장공포와 같은 다른 불안장애나 우울장애, 알코올 및 약물사용장애 등과 공존하는 것으로 나타났다. 그 외에 성격문제를 동반하는 경우도 흔히 나타나는데 범불안 장애 환자들에게 흔한 성격장애는 회피성 성격장애로 나타났고, 대인관계 민감성, 불신, 증오심 등의 성격문제도 보이는 것으로 나타났다.

범불안장애 환자들은 불안이 아닌 다른 이유로 치료기관을 찾는 경우가 많다. 이들은 신체질환이나 우울증, 수면장애 등을 주로 호소하며 진료를 받다가 많은 시간이 경과한 후에야 정신과와 같은 심리치료 기관을 방문하게 된다. 이는 범불안장애가 다른 동반 질환에 가려져 범불안장애로 진단을 받기까지 시간이 걸리기 때문이다. 게다가 범불안장애는 서서히 진행되기 때문에 이미 환자는 불안에 적응이 된 채 살아가는 경우가 많고 성격적인 문제로 치부하여 범불안 장애를 인식하지 못하는 경우가 많기에 치료를 받기까지 지연이 된다. 다른 불안장애에 비해 증상이 뚜렷하지 않고 정상적인 불안과 경계가 명확하지 않은 이유로 범불안장애의 유병률에 대한 정확한 평가가 쉽지 않다.

### ▶ 유병률

일반적으로 미국에서 범불안장애의 평생유병률은 약 9%이며, 1년 유병률은 청소년의 경우 0.9%, 성인의 경우 2.9%이다. 다른 불안장애에 비해 높은 수치이지만 위와 같은 이유로 치료기관을 찾는 범불안 장애 환자는 다른 불안장애 환자에 비해 매우 적은 것으로 나타났다. 범불안장애의 남녀 비율은 여성이 60%정도로 남성보다 많은 편이다. 75세 이상 노인의 1년 유병률은 미국, 이스라엘 및 유럽 국가에서 2.8~3.1%의 범위에 있다. 유럽계 사람이 아시아 및 아프리카계 사람보다 범불안장애의 기준을 충족하는 증상을 자주 보이는 경향이 있다. 또한 고소득 국가 사람들이 저소득 국가 사람들보다 범불안장애 증상을 보고할 가능성이 더 높은 것으로 나타났다.

# 2. 원인

## 1) 신경생물학적 관점

범불안장애는 우울증과 같은 다른 정신장애를 동반하는 경우가 많아 신경학적 메커니즘이 명확하지 않다. 그러나 최근에는 최신 신경영상기법을 이용하여 범불안장애의 증상과 관련된 대뇌 해부학적 영역을 밝히고자하는 연구들이 수행되었다. 그 결과 범불안장애 환자들의 경우 불안감이 과도하게 유발되었을 때 편도체와 전전두엽피질, 전대상회 피질 영역에서 강한 활성화도가 나타나는 것이 확인되었다. 이러한 발견을 통해 범불안장애 환자들이 겪는 지속적인 불안 증상은 대뇌의 기능학적 저하와 함께 특정 대뇌부위의 뇌용적 변화와 관련될 것임을 가정하게 되었다.

한편, 대부분의 불안장애는 교감신경계가 크게 각성되어 심박수의 증가나 빠른 혈류의 흐름과 같은 증상이 나타나지만,

범불안장애는 이러한 반응이 강하게 나타나지 않는 것으로 나타났다. Hoehn-Saric 등의 연구(1989)에 의하면 범불안장애 환자의 경우 자율신경계의 각성반응이 약하고 스트레스 자극 상황에서 교감신경계의 억제과정이 존재한다. 범불안장애 환자인 경우 스트레스에 대한 반응이 정상인에 비해 오히려 적고, 회복반응은 지연되는 것으로 나타나 범불안장애 환자들에게서 자율신경계 반응의 유연성 감소가 확인되었다.

## 2) 정신분석학적 관점

정신분석학적 관점에서 불안은 동기에 따라 '실제 불안'과 '신경증적 불안'으로 분류한다. 실제 불안은 외부 위험을 감지했을 때 자기 보존 본능에 의해 나타나는 합리적이고 이해할 수 있는 불안이다. 반면 신경증적 불안은 '자유롭게 부유하는 불안'이다. 이 불안은 자유롭게 떠다니다가 어떤 표상이나 가능성에도 결합할 수 있는 이른바 불안한 기대감이다. 범불안장애에서 발견되는 불안은 이러한 종류의 신경증적 불안이다. 이러한 불안을 지닌 사람들은 예상치 못한 상황에서 불안을 경험할 수 있고, 어떤 조건들과 관련없이 무작정 불안 증상이 등장하기도 한다. 뚜렷한 외부 위험이 존재하지 않는 상황에서 불안을 경험한다.

정신분석학에서 이러한 불안은 억압이라는 방어기제가 원인이다. 억압은 의식과 무의식의 정신 활동 사이에 간극이 있을 때 발생한다. 억압의 과정은 리비도와 같은 성적 추동이 의식의 영역에 나타나지 않도록 진입을 못하게 하고 의식과 거리를 두게 하는 것이다. 성적 추동의 표상은 억압에 의해 무의식의 영역에 있지만 이 과정에서 다양한 증상이 형성되고 불안이 유발된다. 사회적으로 용납되지 않는 무의식적 소망들이 자각되고 활동하는 것을 막는 억압이 실패할 때 불안 증상이 나타나게 되는 것이다.

### 3) 인지행동적 관점

인지행동적 관점에서 위협적인 사건이나 상황이 개인에게 미치는 영향은 사건 그 자체보다는 사건을 지각하고 해석하는 인지방식과 더 관련이 있다고 본다. 이런 맥락에서 범불안장애를 지닌 사람들은 사건이나 상황을 정상인보다 더 위험하고 위협적으로 받아들이고 자신에게는 그러한 위협적인 일을 감당할 능력이 부족하다고 지각한다. 주어진 상황에 내재하는 잠재적 위험을 과대평가하는 반면 위험한 사건이 발생했을 때 자신이 대처할 수 있는 능력을 과소평가하기 때문에 불안을 피하기 어렵다고 해석한다. 따라서 이들의 사고과정에서 위험한 상황의 결과는 치명적이고 파국적이다. 파국적 사고과정으로 범불안 장애 환자들은 걱정과 불안에서 벗어나기 어렵게 된다.

범불안장애의 또 다른 특성 중 하나는 회피적 인지특성이다. 범불안장애를 지닌 환자들은 문제 상황에서 위협을 느낄 때 정서적 불편감과 신체적 불쾌감과 같은 반응이 유발된다. 이들은 이러한 반응이 당황스럽고 불쾌하다보니 이를 피하기 위해 걱정을 하고 주의를 분산시키려한다. 이 때 걱정은 인지적인 회피 기제로 활용되는 것이다. 즉, 걱정은 더 고통스러운 감정과 느낌을 회피하기 위한 것으로, 걱정을 함으로써 피상적인 사건에 초점을 맞추면 정서 및 신체적 불쾌감이 줄어들게 된다는 것이다.

범불안장애의 인지적 특성은 Wells(1997)의 메타인지 모델을 통해 살펴볼 수도 있다. 메타인지 모델에 따르면 범불안장애 환자들의 걱정은 1유형 걱정과 걱정에 대한 걱정인 2유형 걱정으로 구분된다. 1유형 걱정은 '만일 ~하면 어떡하지?'라는 침투적 사고에 의해 시작된다. 이 때 걱정이 많은 사람들은 걱정이 문제해결이나 대처전략으로 유용한 수단이라고 믿는 걱정에 대한 긍정적 신념을 활성화시킨다. 이 때 걱정의 사용이 동기화되고 1유형의 걱정이 촉발된다. 동시에 걱정에 대한 부정적 신념도 발전한다. 걱정에 대한 부정적인 신념이란 걱정을 하는 것이 문제해결에 방해가 되고, 걱정은 통제하기 어렵고 위험한 것이라고 생각하는 믿음을 말한다. 부정적 신념은 걱정에 대한 부정적 평가를 하게 되어 걱정에 대한 걱정, 즉 2유형의 걱정을 하게 된다. 그 결과 걱정을 회피하거나 억제하려는 시도를 촉진시키고 이러한 시도는 오히려 부정적인 생각이 더 떠오르게 하고 이런 과정을 통해 걱정은 만성화된다.

## 3. 치료

범불안장애 환자들이 불안증상만의 치료를 위해 병원을 이용하는 경우는 흔치 않은 것으로 알려져 있다. 연구에 의하면 범불안 장애 환자의 13%만이 불안을 주 호소로 병원을 찾으며 나머지는 통증이나 불면증, 또는 기타 신체 증상을 이유로 치료를 원하게 된다고 밝혀졌다. 범불안장애 환자들은 여러 가지 신체 증상을 동반하기 때문에 자주 응급실이나 의료 기관을 방문하지만 진단이 어렵고 치료에 잘 반응하지 않아 이들을 치료하는 치료자들을 좌절시키곤 한다. 특히 불안과 우울증상이 동반될 경우 보다 친숙한 개념인 우울증으로 진단이 내려지는 경우가 많고, 범불안 장애에 대한 인지가 잘 이루어지지 않아 범불안 장애 환자들이 적시에 치료를 받지 못하는 경우가 발생하고 있다.

불안을 보이는 환자가 내원할 경우 의료기관에서는 먼저 환자의 불안 증상이 급성 불안인지 만성불안인지를 구분해야 한다. 비교적 뚜렷한 스트레스 요인이 선행되고 우울증과 같은 동반 질환이 없는 경우는 급성 불안으로 진단하고, 수개월에서 수년간 지속되어 오고 불안의 이유가 뚜렷하지 않은 경우는 만성 불안으로 진단하고 만성불안 증상을 범불안장애의 진단기준으로 사용한다. 이러한 불안 증상과 관련된 여러 가지 신체 증상들과 함께 증상의 심각성, 정신 및 사회적 스트레스 요인을 고려하여 범불안장애의 치료 계획이 세워진다.

범불안 장애의 치료를 위해서는 약물치료와 심리적 치료를 병행하는 것이 가장 효과적이며, 치료를 시행하기 전에 치료에 대한 교육을 우선적으로 시행하는 것이 더욱 바람직하다. 범불안 장애 환자를 대상으로 한 교육은 범불안 장애와 관련된 믿음을 변화시키고 약물치료에 대한 지식을 증진시켜 치료를 통해 얻어지는 긍정적 측면을 설명하는 내용으로 이루어진다. 또한 범불안 장애의 증상과 치료 경과를 설명하고 환자가 불안장애에 대한 편견을 극복하도록 돕고, 불안이 적절한 치료로 극복될 수 있는 증상임을 알리고 심리적 지지를 제공하는 것이 중요하다.

범불안장애 환자를 위해 사용하는 약물은 벤조다이아제핀계 약물이다. 이 약물은 가장 흔히 쓰이는 항불안제로 각성과 근육 긴장과 같은 신체적 증상을 진정시키는 효과가 있다. 그러나 이 약물은 기억력 저하와 같은 인지 기능의 저하, 졸음과 같은 신체적 기능의 저하 등이 부작용으로 나타나는 문제점이 있다. 또한 장기간 복용을 하다 중단하게 되면 약물에 대한 의존과 불안, 짜증, 불면과 같은 금단현상이 나타날 수 있다. 이 약물 외에 삼환계 항우울제나 선택적 세로토닌 재흡수 차단제 등을 사용하기도 하나 이러한 약물 또한 여러 가지 부작용이 있어 사용에 주의를 기울여야 한다.

범불안장애 환자들의 치료를 위해서는 약물과 함께 인지행동치료를 병행하는 것이 효과적이다. 특히 환자가 약물치료를 기피하고 불안의 정도가 심하지 않으면 인지행동치료가 도움이 될 수 있다.

# 4. 사례

### ▶ 사고가 나서 죽을지도 모른다는 착각

취업준비생 I양은 면접에서 몇 차례 떨어지자 불안감에 잠을 이루지 못하여 상담센터를 찾았다. 면접에서 탈락을 반복하니 취업할 수 있다는 자신이 없어지고 그저 지금하고 있는 아르바이트나 하면서 살아야겠다는 생각마저 든다. 자꾸만 자포자기 하는 생각이 들어 이제는 면접시험을 준비하는 것도 의욕이 생기지 않고, 어차피 나는 못할 것이고, 해봤자 내 삶은 실패 인생이라는 생각만 들었다. 마음이 그래서일까 면접시험을 위한 준비도 소홀하고, 면접장에서 위축된 자세로 임하게 되고 면접 질문에 당당하게 대답하기 어려웠다. 같이 졸업한 친구들은 취업에 성공하여 정규직으로 회사생활을 재미있게 하고 있는데 나만 뒤쳐져서 아르바이트생으로 살아가고 있다고 생각하니 I양은 자기 처지가 더 초라하게 느껴졌다.

상담사와 상담을 진행하면서 I양은 자신의 불안이 최근 면접 시험에 떨어지면서 생긴 감정이 아니라는 것을 알게 되었다. I양이 상담시간에 발견한 것은 최근 느끼는 불안감이 I양에게는 오래전부터 익숙한 감정이었다는 것이다. I양은 초등학교 고학년 때 서울로 전학을 하여 새로운 친구들을 사귀는데 어려움을 겪었다. 학교 적응으로 어려운 시기에 I양의 어머니가 유방암을 앓아 I양을 할머니가 잠시 돌보셨는데 할머니는 어머니가 죽을지도 모르니 I양이 혼자 자기 할 일을 잘 해야 한다고 자주 말씀하셨다. 학교에 친한 친구없이 학교 생활이 어려웠던 I양은 힘들다는 표현은 누구에게도 할 수 없었다. 특히, 암 투병을 하는 어머니에게 투정을 부릴 수 없었고, 아프신 어머니를 돌봐야 하는 아버지나 할머니에게 고민을 이야기 할 수도 없었다.

어머니는 수술이 잘 되어 회복하셨으나 I양은 어머니가 또 아프실까봐, 그래서 아무도 자신을 돌봐주지 않을까봐, 자신은 세상에 혼자가 될까봐 불안해 하는 마음은 사라지지 않았다. 게다가 자기자신도 어머니처럼 아프게 되면 어쩌나, 아프면 아무 일도 못하고 병원에 누워있어야할 텐데 치료비는 어떻게 해야하나, 누가 나를 돌봐주나 하는 것과 같은 꼬리에 꼬리를 무는 생각들이 I양 머리에서 떠나지 않았다.

중학교, 고등학교에 진학하면서 I양의 불안해 하는 성향은 계속 진행되어 급기야 고등학교 시기에 I양은 탈모증을 앓게 되었다. I양과 I양의 부모님은 I양이 몸이 약하고, 입시 스트레스 때문에 탈모가 온 거려니 하며 탈모 치료에만 신경을 썼다.

탈모는 I양을 더욱 두렵게 하였다. 탈모가 온 것을 보니 자신의 건강에 심각한 문제가 생긴 것이라는 의심이 들었고 좀 더 지나면 큰 병이 들게 될 것이라는 걱정이 I양을 괴롭혔다. I양의 신체적 질병에 대한 걱정은 날로 더해갔다. 소화가 안되면 바로 내시경을 받아야 했고, 눈이 침침하면 안과에 가서 진료를 받아야했다. 침을 삼키기 어려우면 갑상선 초음파를 받아야 했고, 피부가 가려우면 피부암을 의심하여 피부과 의사를 만나야만 하였다. I양만이 아니라 유방암을 앓은 후 질병에 대한 걱정이 남다르게 된 I양의 어머니는 I양이 몸에 이상이 느껴진다고 하면 I양을 데리고 병원진료를 받게하는데 주저하지 않았다. I양과 I양의 어머니는 몸의 건강이 매우 중요하다고 생각하여 신체적으로 이상 징후가 느껴질 때마다 병원을 찾는 일이 당연하고 자연스러웠다.

문제는 이러한 건강에 대한 걱정과 불안이 병원진료를 통해 아무 이상이 없음이 확인이 되어도 사라지지 않는 것이었다. 더욱이 이제는 몸에 대한 걱정에서 그치지 않고 가족에게 무슨 일이 생기지는 않을지, 사고가 나는 건 아닌지, 파산하지는 않을지 등등 생활 전반에 걸친 걱정으로 이어지고 현실에서 일어나지 않을 거라는 생각이 들면서도 걱정을 뿌리치기 어렵게 되었다는 것이다.

I양의 걱정은 취업에 실패하면서 증폭이 되어 자신은 어차피 아픈 사람이고, 앞으로 사고가 나서 죽게 될 건데, 그리고 취직을 못하여 돈을 벌지도 못할 것이며 사는 동안 부모님을 의

지해서 살아야 할 것이니 차라리 죽는 게 나을 거라는 데까지 이어졌다. 상담사는 I양이 지금까지 가져왔던 걱정들이 현실에서 실제로 이루어지지 않았음을 깨닫도록 도와주었다. 나아가 여러 힘든 상황이 발생할지라도 I양이 지금까지 잘 헤쳐나온 것처럼 앞으로도 이겨나갈 수 있음을 스스로 알아차리도록 하고, I양이 갖고 있는 자신과 타인, 그리고 세상에 대한 인지적인 왜곡과 파국적인 사고를 수정할 수 있도록 도움을 주었다.

### ▶ 모든게 위험하다라는 착각

얼마 전 종합검진을 받은 O씨는 스트레스가 심하다는 검진 결과를 받고 자신이 최근 받은 스트레스가 무엇이었는지를 꼼꼼히 체크해보았다. 대기업 임원으로 최근 업무가 생각대로 진행되지 않은 일을 생각하니 스트레스가 쌓일 만했다. 스트레스가 쌓일 만 했다라고 생각하니 검진 결과가 이해가 되었고, 마음이 놓였다. 그런데 얼마 지나지 않아 갑자기 이명 증상이 나타났다. 귀에서 삐이 소리가 나는데 도무지 소리가 멈추지 않았다. 머리를 흔들어 보고 음악을 틀어보기도 하고 다른 데 집중하려고 했지만 이명이 그치지 않았다. 다급히 이비인후과에 가서 진료를 받았지만 별 이상이 없었다. 의사는 신경쓰지 않아도 된다고 하였으나 귀에서 들리는 삐이 소리는 커져만 갔다. 신경을 쓰지 않으려 하면 그 소리는 더욱 커졌고 소리 때문에 잠을 잘 수도 없었다.

평소 건강을 챙기는 편이라 식사와 운동 등 건강에 관한 모든 관리를 철저히 해왔고 어떤 이상이 있지는 않은지 자신의 몸 상태를 구석구석 살피는 O씨였다. 가장인 내가 아프면 안 되지 하는 책임감에 더더욱 몸 관리를 해왔던 O씨이었기에 갑자기 들리는 이명을 무시할 수 없었다. 이명이 들리지 않도록 하기 위해 온갖 방법을 동원해봤지만 이명은 계속 되었고, 이명 때문에 잠도 못자고, 식욕도 없어져 갑자기 체중도 급격히 줄어들었다. 체중이 빠지니 O씨의 걱정과 불안이 더욱 심해졌다. 몸에서 원인을 발견할 수 없으니 이는 정신에 원인이 있을 거라 생각한 O씨는 상담실을 찾았다. 상담을 받으면서 O씨는 이명에 대한 불안이 어린 시절 경험과 관련이 있음을 깨닫게 되었다.

치밀하고 완벽한 성격으로 임원의 자리에까지 오를 수 있었다고 생각한 O씨는 아주 사소한 사항까지 따져보고 미리 철저히 대비하는 평소 습관 때문에 늘 긴장하고 있는게 당연하게 느껴졌다. 어깨가 뭉치고 소화가 안되며 편두통을 달고 사는 건 그러려니 하였다. 신체부위 구석구석을 살펴보는 종합 건강검진을 유명 대학병원에서 매년 놓치지 않고 해오고 있었으니 그 정도 불편함은 참을 만 하였다.

언제나 대비하고 긴장하며 무엇이든 꼼꼼히 챙기는 습관은 어릴 때부터 형성되었다. 초등학생 시기에 사업에 실패한 아버지를 보면서 무슨 일이 있어도 내가 성공해서 집안을 일으켜야 한다는 각오를 한 기억이 있다. 중학생 시기에 사춘기가 와서 방황하는 시기가 있었지만 고등학생이 되면서 다시 마음을 잡고 공부에 매진하였다. 마음을 잡은 이후 O씨는 사소한 실수도 용납하지 않겠다는 결심을 하였다. 작은 실수로 내가 잘못을 저지르면 나만이 아니라 우리 가족도 불행해질 것이라고 생각하였다. 그 시절을 떠올리면 O씨는 늘 긴장하고 누구에게든 퉁명스럽게 답하는 고등학생의 모습이 떠오른다. 고등학생 시절에 기억나는 건 책을 보면서 눈이 침침해졌던 경험이다. 어두운 독서실에서 공부를 하는데 눈이 갑자기 침침해졌다. 글자가 잘 보이지 않자 숨이 막히고 심장이 두근거리면서 식은 땀이 났다. 공부를 이제 못하게 되나, 공부를 못하게 되면 입시에 실패하고 원하는 대학에 못 갈텐데. 그러면 좋은 기업에 취업을 못하고 돈을 못 벌고, 내가 돈을 못 벌면 우리 가족은 어떻게 되나… 걱정스러운 생각이 꼬리에 꼬리를 물면서 공포가 밀려왔다.

눈은 다시 괜찮아졌고 무사히 대입을 치루고 명문대에 입학하였으나 O씨는 그 때 이후로 건강에 대한 집착을 하게 된 것 같다고 하였다. 대학에서 O씨는 무슨 일이든 미리 준비해야 직성이 풀렸다. 학기가 시작되면 프로젝트와 과제를 늘 먼저 준비하였다. 다른 학생들이 과제와 시험준비를 시작하는 시점이 O씨에게는 준비가 완료된 시점이었다. 완벽하게 준비해야 준비가 된 것이라고 생각하니 성적이 늘 우수하였고 무난히 대기업에 취업할 수 있었다. 미래를 정확히 예측하여 계획하고, 계획한 건 무슨 일이 있어도 실행하면서 살아가면 자신의 삶은 안전하고 보장된 삶이 될 것이라 여겼다. 예측할 수 있는 모든 일을 정확히 예측하면서 살아가는 길만이 위험천만 한 세상에서 나와 내 가족을 보호하는 길이다라는 믿음을 굳게 하였다. 이러한 믿음을 갖고 살아 온 O씨에게 이명은 예상하지 못한 일이었고, O씨가 계획한 일도 아니었던 것이다. 이명과 같은 예기치 못한 일이 생길 수 있으니 다른 일도 안전한 상태가 아니라고 여겨졌다. 그러고 보니 주변의 모든 일들이 걱정스러운 일들이었다. 큰 아들이 요즘 컴퓨터 게임에 빠져있는 모습을 보니 아들의 미래가 불안해 못견딜 정도였다. 아내가 갱년기 증상으로 힘들어 하고, 늘 골골거리는 모습도 무슨 큰 병이 있어서는 아닌가 싶었다. 요즘 들어 회사에서 젊은 후임들이 처리하는 업무를 보면 업무능력이나 효율이 O씨를 앞서는 것 같아 O씨는 임원에서 밀려날까봐 걱정스러웠다. '아플까봐', '다칠까봐', '죽을까봐', '망할까봐', 끝이 없는 '까봐'에 대한 생각이 O씨를 불안에 휩싸이게 하였다. 이명으로 촉발된 O씨의 불안은 삶의 전 영역으로 확산되어 이러고 사느니 죽는 게 낫지 않을까 할 정도로 불안의 고통이 심각해져갔다.

이명을 겪어본 사람들이 적지 않지만 어떤 이에게 이명은 무시할 수 있는 불편함 정도로 느껴지는 반면, 어떤 이는 이명 때문에 자살을 생각할만큼 고통스럽다. 특히, O씨처럼 평소 불안 수준이 높은 경우 작은 사건이 트리거가 되어 잠재되어있던 불안을 활성화할 수 있다. 불안은 특정 대상이나 주제 없이 부유하다가 '혹시'하는 의심이 드는 순간 그 대상에 달라붙어 떨어지지 않는다. 그러기에 모든 사건은 불안의 대상이 될 수 있고, 최악의 가능성은 항상 열려있다. O씨의 상담사는 O씨의 불안 증상이 억압된 욕구와 관련이 있다고 파악하고, O씨 내면에 잠재되어 있는 욕구가 무엇인지 탐색을 한 결과 O씨는 어린 시절 충족되지 않은 안전의 욕구로 어려움을 겪고 있는 것으로 확인되었다. 안전을 추구하는 O씨 내면의 욕구가 좌절되면서 불안이라는 증상이 O씨를 괴롭히게 된 것을 이해하자 O씨의 불안은 완화되기 시작하였다.

### ▶ 완벽해야 안전하다는 착각

중년부인 J씨는 최근 몇 년동안 불면증에 시달리며 고통을 겪고 있었다. 잠이 들기 어렵고, 한참을 뒤척이다 겨우 잠이 들어도 불과 한두시간 지나면 깨어나 아침까지 잠이 들지 못하였다. 밤새 잠을 이루지 못하는 날도 점점 많아져 수면클리닉에서 수면치료를 받게 되었고, 수면 유도제와 신경안정제를 처방 받아 복용하며 간신히 잠을 잘 수 있게 되었다. 하지만, 수면제와 같은 약물에 의존하게 되면 앞으로 수면제 없이는 잠을 잘 수 없는 상태가 될까 걱정이 되고, 불안감이 커져 상담을 통해 수면과 관련된 심리치료를 받고자 상담실을 찾았다.

J씨는 현재 교직에 종사하고 있고, 남편은 대기업에 다니며 몇 년 후 퇴직을 앞두고 있다. J씨의 자녀는 1녀 1남으로, 큰 딸은 공인회계사로 직장생활을 하다 2년 전에 회사원 배우자를 만나 결혼을 하였다. 둘째 아들은 명문대 공대생으로 작년에 인공지능 석사 과정에 입학하여 학업을 진행하고 있다. J씨

가족은 모두 안정된 위치에서 자신의 역할을 잘 수행하며 사회생활을 하고 있는 것으로 보인다. 그런데 J씨는 상담자에게 자신의 어려움을 토로하며 뜻 밖의 이야기를 하였다. 밤마다 가족에 대한 걱정과 염려 때문에 잠이 들기 어려웠다는 것이다.

J씨는 가족에 대한 어떤 걱정을 하고 있는 것일까. 먼저, 남편의 경우 남편은 몇 년 전 명예퇴직금을 미리 받아 주식을 하였는데 투자한 주식 종목이 하락하는 바람에 큰 손실을 보았고, 원금이 반토막이 난 상태이다. J씨는 자신이 수령하는 사학연금과 남편의 퇴직연금으로 노후 경제 생활이 어느 정도 안정될 것이라 여겼지만 남편의 퇴직금이 원금 손실을 보면서 노후 자금이 생각보다 터무니 없이 부족해보인다. 게다가 얼마 전 남편은 전립선 암 초기 진단을 받고 수술을 하였는데 재발하지 않을지, 전이되지는 않을지 두렵고 무서운 마음이다.

딸은 야무지고 똘똘하지만 회계사로 다니는 직장에 만족하지 않고 적성에 맞지 않는다고 늘 투덜거린다. 사위는 IT회사를 다니며 연봉이 적지 않은데 본가 부모님이 일찍 은퇴하시고 경제적인 어려움이 있어 부모님 생활비를 보태드려야 하는 상황이다. J씨는 사위가 사기업 회사원이니 회사생활을 언제까지 할지, 언제 짤리게 될지, 다니는 회사가 시장 경기에 따라 어려워지면 어떻게 될지 걱정이다. 딸이 자기 일에 불만족하여 언제 사표를 낸다고 할지 모르니 딸 부부가 힘든 상황이 되면 어떡하나 불안하다. 그리고, 둘 사이가 가끔 티격태격하는 걸 보니 갑자기 안살겠다고 친정으로 오는 건 아닐지 밤새 걱정을 하게 된다.

아들은 머리가 좋아 명문 공대를 졸업한 후 대학원도 전망이 좋은 인공지능 전공으로 입학을 하였다. 들어간 연구실도 분위기가 좋다고 한다. 그런데 J씨는 아들 걱정도 크다. 인공지능 분야가 지금 인기가 있지만 언제 시들해질지 모르고 아들이 취업을 잘 할 수 있을지, 결혼을 잘 할 수 있을지 걱정이라고 한다.

J씨에게 걱정스럽지 않은 일은 세상에 존재하지 않는다. 심지어 얼마 전 친정엄마가 산책을 하다 어지러워 주저앉은 일이 있었는데 그 일이 있은 후 친정엄마의 건강이 안좋아질까봐 늘 노심초사이다. J씨 자신의 건강은 더더욱 안심이 안된다. 폐경이 된 후 머리가 심하게 빠지는게 곧 탈모가 될 것 같다. 어깨, 허리, 무릎, 모든 관절이 시큰거리고 아픈게 관절염이 심해지는 것 같다. 곧 관절을 못쓰게 되는 건 아닐지 너무나 불안하다. 남편처럼 큰 병에 걸리면 어쩌나 걱정이 된다. 아주 사소하고 작은 것이라도 이상한 징후는 어떤 것도 없으면 좋겠다.

J씨의 삶은 실제 불안한 삶일까? J씨가 불안해 하는 것들은 삶을 위협할만큼 위험한 것들일까? J씨에게 일상은 왜 모두 두려움의 대상으로 다가오는 것일까? J씨는 상담을 진행하면서 자신의 어린시절을 돌아보았다. J씨의 부모님은 교육열이 매우 높은 분들이셨다. J씨의 학업 성적에 부모님의 행복이 좌우되었다. 3녀의 장녀인 J씨가 모범이 되어야 동생들이 언니를 따라 공부를 잘 할 수 있다고 늘 주입시켰다. 다행히도

J씨의 성적은 최상위권으로 1등을 놓치지 않았다. J씨는 한 번의 실수로 1등을 놓칠 수 있다는 중압감에 늘 긴장되고 불안한 마음이었다. J씨에게 실수는 용납될 수 없는 실패로 여겨졌다. 완벽해야 부모님이 기뻐하시고 인정하시는 성적을 받을 수 있고, 그래야 사랑받을 수 있다는 신념을 갖고 살게 되었다.

J씨가 부모님을 실망시킨 건 부모님의 기대에 미치지 못하는 남편과의 결혼이었다. 학창시절 우수한 성적으로 최고의 대학에 입학을 한 자랑스러운 딸이 평범한 회사원과 결혼을 선택한 건 부모님이 원하던 J씨의 삶이 아니었다. J씨는 자신이 선택하여 결정한 결혼생활이었기에 부모님께 인정을 받기 위해서는 모든 면에서 흠이 없어야 했다. 사위를 탐탁치 않게 여기셨지만 남편이 사회적으로 성공하고, 자녀들이 보란 듯이 성장하여 남들이 부러워할 만한 위치에 있게 되면 부모님이 자신의 선택을 인정해주고, 다시 사랑해주실 거라 확신하였다. J씨는 자신이 선택한 남성과 결혼하였지만 여전히 자신의 삶이 아닌 부모님에게 보여주기 위한 삶을 살고 있었던 것이다. J씨는 한참을 울다가 상담자에게 자신의 삶에서 정말 자신이 원했던 것은 무엇이었는지 왜 그렇게 긴장하고 불안해하며 살아야했는지 알게 되었다고 하였다.

누구의 삶도 완벽할 수는 없다. 누구도 미래의 삶을 미리 통제하며 살아가지 못한다. 실패할 수도 있고, 넘어질 수도 있고, 모자랄 수도 있다. J씨에게 완벽한 삶이란 행복으로 이끌기 보다는 불안과 긴장감으로 가득찬 불행으로 이끄는 삶이었던 것이다. '완벽하지 않아도 괜찮아'라고 자신을 위로하고 토닥일 수 있게 되었을 때 J씨의 불안감의 크기는 다소 작아지기 시작하였다.

# [ 참고문헌 ]


- 권석만(2014). 이상심리학의 기초. 서울: 학지사.
- 김복태 역(2003). 불안(리키 이매뉴얼 지음). 서울: 이제이북스.
- 김정일(2013). 나도 내가 궁금하다. 서울: 맥스.
- 박지훈 역(2006). 패닉에서 벗어나기(데이비드 번스 지음). 서울: 끌레마.
- 양명희, 김현숙(2006). 구조화된 놀이상황에서 자극 용암법과 정적 강화 기법 사용이 선택적 함묵유아의 말하기행동에 미치는 효과. 정서 · 행동장애연구, 22(2), 29-47.
- 유상우(2015). 불안에 대한 거의 모든 것. 서울: 소울메이트.
- 유혜경 역(2008). 불안한 몸과 마음을 위한 심리상자(발렌틴 푸스터, 루이스 로하스 마르코스, 엠마 레베르테르 공저). 서울: 갈매나무.
- 이용승(2000). 범불안장애. 서울: 학지사.
- 정선주, 홍강의(1995). 선택적 함구증 아동의 임상특성 및 치료경과. 소아 · 청소년의학, 6(1), 74-87.
- American Psychiatric Association.(1980). Diagnostic and statistical manual of mental disorders(3rd ed.). Washington, DC: APA.
- American Psychiatric Association.(1987). Diagnostic and statistical manual of mental disorders(3rd ed.). Washington, DC: APA.
- American Psychiatric Association.(1994). Diagnostic and statistical manual of mental disorders(4th ed.). Washington, DC: APA.
- American Psychiatric Association.(2013). Diagnostic and statistical manual of mental disorders(5th ed.). Washington, DC: APA.
- Antony, M. M. & Barlow, D. H.(Eds.)(2002). Handbook of assessment and treatment planning for psychological disorders. New York: Guilford Press.
- Barlow, D. H. & Craske, M. G.(2000). Mastery of your anxiety and panic: Client workbook for anxiety and panic(MAP-3). San Antonio, TX:

Graywind Publications.
◆ Boudewyns, P. A. & Shipley, R. H.(1983). Direct therapeutic exposure. Flooding and Implosive Therapy, 1-14.
◆ Bowlby, J.(1969). Attachment and Loss. Attachment, Vol. 1, New York: Basic Books Inc., 1969.
◆ Browne, E., Wilson, V., Laybourne, P. C.(1963). Diagnosis and treatment of elective mutism in children. Journal of the American Academy of Child Psychiatry, 2(4), 605-617.
◆ Butler, G. & Wells, A.(1995). Cognitive-behavioral treatments: clinical application. In R. G. Heimberg, M. R. Leibowitz, D. A. Hope & F. R. Schneier(Eds.), Social Phobia: Diagnosis, Assessment, and Treatment (pp. 310-333). New York: Guilford Press.
◆ Buzzella, B. A., Ehrenreich-May, J. & Pincus, D. B.(2011). Comorbidity and family factors associated with selective mutism. Child Development Research, 1-9.
◆ Cattell, R. B.(1957). Handbook, for the IPAT Anxiety Scale. Champaign, Ill.: Institute for Personality and Ability Testing.
◆ Cattell, R. B. & Scheier, I. H.(1961). The meaning and measurement of neuroticism and anxiety. New York: Ronald Press.
◆ Choy, Y., Fyer, A. J. & Lipsitz, J. D.(2007). Treatment of specific phobia in adults. Clinical Psychology Review, 27(3), 266-286.
◆ Clark, D. M.(1986). A cognitive approach to panic. Behaviour Research and Therapy, 24, 461-470.
◆ Clark, D. M.(1988). A cognitive model of panic attacks. In S. Rachman & J. D. Maser(Eds.), Panic: Psychological perspectives(pp. 71-89). Hillside, NJ: Erlbaum.
◆ Clark, D. M.(1996). Panic disorder: From theory to therapy. In P. M. Salkovskis(Ed.), Frontiers of cognitive therapy(pp. 318-344). New York: Guilford Press.
◆ Clark, D. M., Ehlers, A., Hackmann, A., McManus, F., Fennell, M., Grey, N., Waddington, L. & Wild, J.(2006). Cognitive therapy vs. exposure and applied relaxation in social phobia: A randomized controlled trial. Journal of Consulting and Clinical Psychology, 74, 568 578.
◆ Clark, D. M., & Wells, A.(1995). A cognitive model of social phobia. In: R.

G. Heimberg, M. R. Liebowitz, D. A. Hope & F. R. Schneier(Eds.), Social Phobia: Diagnosis, Assessment, and Treatment (pp. 63-93). New York: Guilford Press.

- Clark, J. V. & Arkowitz, H.(1975). Social anxiety and self-evaluation of interpersonal performance. Psychological Reports, 36 (1), 211-221.
- Cloninger, C. R.(1986). A unified biosocial theory of persnality and its role in the development of anxiety states. Psychiatric Developments, 4(3), 167-226.
- Cloninger, C. R.(1987). A systematic method for clinical description and classification of personality variants. Archives of general psychiatry, 44(6), 573-588.
- Cloninger, C. R., Svrakic, D. M. & Przybeck, T. R.(1993). A psychobiogical model of temperament and character. Archives of General Psychiatry, 50(12), 975-990.
- Curtis, G. C., & Thyer, B.(1983). Fainting on exposure to phobic stimuli. The American Journal of Psychiatry, 140, 771-773.
- Da Costa, J. M.(1871). On irritable heart: a clinical study of a form of functional cardiac disorder and its consequences. American Journal of the Medical Sciences, 6, 17-52..
- Davis, S. F., & Palladino, J. J.(1997). Psychology (2nd ed.). Upper Saddle River, NJ: Prentice Hall.
- Dawson, M. E., Schell, A. M., Banis, H. T.(1986). Greater resistance to extinction of electrodermal responses conditioned to potentially phobic CSs: A noncognitive process? Psychophysiology, 23(5), 552-561.
- Erwin, B. A., Turk, C. L., Heimberg, R. G., Fresco, D. M. & Hantula, D. A.(2004). The internet: home to a severe population of individuals with social anxiety disorder? Journal of Anxiety Disorders, 18, 629-646.
- Freud, Sigmund.(1998). 꼬마한스와 도라. 김재혁, 권세훈 역. 서울: 열린책들.
- Freud, Sigmund.(1998). 정신분석 강의. 임홍빈, 홍혜경 역. 서울: 열린책들.
- Garcia-Coll, C., Kagan, J. & Reznick, J. S.(1984). Behavioral inhibition in young children. Child Development, 55, 1005-1019.
- Gest, S. D.(1997). Behavioral inhibition: Stability and associations with adaptation from childhood to early adulthood. Journal of Personality and Social Psychology, 72(2), 467-475.

◆ Giddan, J. J., Ross, G. J., Sechler, L. L. & Becker, B. R.(1997). Selective mutism in elementary school: Multidisciplinary interventions. Language, Speech, and Hearing Services in Schools, 28, 127–133.
◆ Hayden, T. L.(1980). Classification of elective mutism. Journal of the American Academy of Child Psychiatry, 19(1), 118–133.
◆ Hayes, S. C., Strosahl, K. & Wilson, K.(1999). Acceptance and Commitment Therapy: Understanding and treating human suffering. New York: Guilford Press.
◆ Heimberg, R. G.(2002). Cognitive behavioral therapy for social anxiety disorder: Current status and future directions. Biological Psychiatry, 51, 101 108.
◆ Heimberg, R. G., & Becker, R. E.(2009) 사회공포증의 인지행동집단치료: 이론과 실제.(최병휘 역). 서울: 학지사.(원전은 2002년에 출판)
◆ Hill, L. & Scull, J.(1985). Elective mutism associated with selective inactivity. Journal of Communication Disorders, 18(3), 161–167.
◆ Hock, E., McBride, S. & Gnezda, T.(1984). Mothers of infants: Attitude toward employment and motherhood following birth of first child. Journal of Marriage and Family, 46, 425–431.
◆ Hoehn–Saric, R., McLeod, D. R, & Zimmerli, W. D.(1989). Somatic manifestations in women with generalized anxiety disorder. Archives of General Psychiatry, 46, 1113 - 1119.
◆ Hofmann, S. G.(2000). Self–focused attention before and after treatment of social phobia. Behaviour Research and Therapy, 38, 717–725.
◆ Hofmann, S. G.(2007) Cognitive factors that maintain social anxiety disorder: a comprehensive model and its treatment implications. Cognitive Behaviour Therapy, 36, 193–209.
◆ Hope, J.(1832). A Treatise on the Diseases of the Heart and Great Vessels, Kidd, London.
◆ Howard, B. & Kendall, P. C.(1996). Cognitive–behavioral family therapy for anxiety–disordered children: A multiple–baseline evaluation. Cognitive Therapy and Research, 20(5), 423–443.
◆ Kagan, J.(1989). Temperamental contributions to social behavior. American Psychologist, 44(4), 668–674.
◆ Kagan, J.(1994). Galen's prophecy: Temperament in human nature. New

York: Basic Books.

- Kendler, K. S, Thornton, L. M, & Gardner, C. O.(2001). Genetic risk, number of previous depressive episodes, and stressful life events in predicting onset of major depression. American Journal of Psychiatry, 158, 582-586.
- Kessler, R.(2003). The impairments caused by social phobia in the general population: Implications for intervention. Acta Psychiatrica Scandinavica, 108(s417), 19-27.
- Kierkegaard, S.(2000). The essential Kierkegaard (pp. 37-84). Princeton, NJ: Princeton University Press.
- Klein, D. F.(1964). Delineation of two drug responsive anxiety syndromes. Psychopharmacologia, 5, 397-408.
- Kolvin, L. & Fundudis, T.(1981). Elective mute children: Psychological development and background factors. Journal of Child Psychology and Psychiatry, 22, 219-232.
- Kussmaul, A(1877). Die stoerungen der sparche. Leipzig: F. C. W. Vogel
- Lieb, R., Wittchen, H. U., Hofler, M., Fuetsch, M., Stein, M. B. & Merikangas, K. R.(2000). Parental psychopathology, parental styles, and the risk of social phobia in offspring: a prospective-longitudinal community study. Archives of General Psychiatry, 57, 859-866.
- Marks, M. & Gelder, M. G.(1966). Different ages of onset in varieties of phobia. The American Journal of Psychiatry, 123(2), 218-221.
- Mathew, S. J., Coplan, J. D. & Corman, J. M.(2001). Neurobiological mechanisms of social anxiety disorder. American Journal of Psychiatry, 158, 1558-1567.
- Parker, G.(1979). Reported parental characteristics of agoraphobics and social phobics. British Journal of Psychiatry, 135, 555-560.
- Pigott, H. E. & Gonzales, F. P.(1987). Efficacy of videotape self-modeling in treating an electively mute child. Journal of Clinical Psychology, 16(2), 106-110.
- Reed, J. B. & Mees, J. L.(1963). A marathon behavior modification programme of an elective mute child. Journal of Child Psychology and Psychiatry, 8, 27-30.
- Saviotti, F. M., Grandi, S., Savron, G., Ermentini, R., Bartolucci, G.,

Conti, S. & Fava, G. A.(1991). Characterological traits of recovered patients with panic disorder and agoraphobia. Journal of Affective Disorders, 23(3), 113–117.

◆ Schwartz, C. E., Snidman, N. & Kagan, J.(1999). Adolescent social anxiety as an outcome of inhibited temperament in childhood. Journal of the American Academy of Child and Adolescent Psychiatry, 38(8), 1008–1015.

◆ Seligman, M. E. P.(1971). Phobias and preparedness. The Behaviour Therapist, 2, 307–320.

◆ Skre, I., Onstad, S., Torgersen, S., Lygren, S. & Kringlen, E.(1993). A twin study of DSM III–R anxiety disorders. Acta Psychiatrica Scandinavica, 88(2), 85–92.

◆ Smith, M. & Mcghan, W.(1997). The high cost of anxiety. Business & Health, 15(8), 51–52.

◆ Speilberger, C. D.(1970). State Trait Anxiety Inventory for adults. The Manual. California, Mind Garden.

◆ Standart, S. & Couteur, A. L.(2003). The quiet child: a literature reviews of selective mutism. Child and Adolescent Mental Health, 8(4), 154–160.

◆ Stein, M. B., Flyer, A. J., Hazen, A. L., Kozak, M. V., Tancer, M. E., Lander, S., Furer, P., Chubaty, D. & Walker, J. R.(1998). A direct–interview family study of generalized social phobia. American Journal of Psychiatry, 156, 756–760.

◆ Sturgis, E. & Scott, R.(1984). Simple Phobia. In S. Turner(Ed.), Behavioral Theories and Treatment of Anxiety(pp. 91–135). New York, NY: Plenum Press.

◆ Torgersen, S.(1979). The nature and origin of common phobic fears. The British Journal of Psychiatry, 134(4), 343–351.

◆ Tramer, M.(1934). Elektiver Mutismus bei Kindern. Z. Kinderpsychiat, 1: 30–35.

◆ Vecchio, J. L. & Kearney, C. A.(2005). Selective mutism in children: Comparison to youths with and without anxiety disorders. Journal of Psychopathology and Behavioral Assessment, 27(1), 31–37.

◆ Watson, J. B.(1920). Is thinking merely the action of language mechanisms? British Journal of Psychology, 11, 87–104.

◆ Wells, A.(1997). Cognitive therapy of anxiety disorders: A practice manual and conceptual guide. Chichester: Wiley.

◆ Wells, A. & Carter, K.(1999). The obsessive compulsive beliefs questionnaire. Unpublished scale, University of Manchester.

◆ Wilkins, R.(1985). A comparison of elective mutism and emotional disorders in children. British Journal of Psychiatry, 146, 198-203.

# [ 에필로그 ]

이 책을 마무리할 즈음 남편이 정밀 건강검진을 받아야 할 일이 있었고, 정밀 건강검진에서 남편의 침샘과 갑상선에 혹이 보여 정밀검사가 필요하다는 의사 소견을 듣는 상황이 있었다. 남편과 나는 진료실에 나란이 앉아 의사의 말을 들었다. 누구나 그렇듯 진료실에서 검사 결과를 듣는 장면은 초조하고 긴장이 된다. 그래서 미간에 내천자(川)를 그리며 의사의 말을 하나도 놓치지 않고 들으려고 몸을 반쯤 앞으로 기울이고 귀를 쫑긋한다.

의사는 침샘과 갑상선에 보이는 혹은 정밀검사를 해야 하고, 조직검사를 해서 어떤 혹인지 알아봐야 한다고 하였다. 적어도 내가 들은 말은 조직검사를 해야 할 만큼 위험할 수 있다는 얘기였다. 그런데 남편은 의사가 별 거 아닐 수 있다라고 했고, 조직검사라는 말은 전혀 하지 않았다며 의아해 하였다. 우리는 같은 공간에서 같은 말을 들은게 맞을까 할 정도로 다른 언어에 주의를 기울이고 있었던 것이다.

사람들은 대부분 자기만의 인지편향적 사고를 갖고 살아간다. 같은 정보를 접해도 자신만의 인지편향으로 정보를 처리

하고 해석하기 때문에 사람들마다 다른 의사결정을 하게 된다. 남편과 나도 서로 다른 인지편향적 사고로 의사가 주는 동일한 정보를 다르게 처리하고 해석했다고 볼 수 있다. 남편은 긍정적이고 낙천적인 성향인지라 별 거 아니라는 의사의 말로 상황을 해석하여 혹이라는 위험을 축소하여 받아들였을 것이다. 이에 반해 나는 평소 불안 수준이 높고 위험에 대비해야 안전하다는 생각을 하며 살아가는 사람인지라 '조직검사'라는 단어에 먼저 꽂힌 것이고 이 상황을 위험한 상황으로 받아들인 것이다. 남편은 대수롭지 않다는 듯 태연하였으나 나는 위험한 정보를 접했으니 당연히 불안해졌다.

불안의 원인과 치료 방법을 공부하고 실제 내담자들의 불안을 다루면서 불안 이야기를 책으로 쓰기까지 하고 있지만 나는 여전히 불안을 경험하고 있는 것이다. 누구보다 불안수준이 높은 나는 여전히 불안과 잘 지내는 법을 알고 싶다. 한 정신과 의사는 자신이 늘 불안과 더불어 살고 있기에 불안하고 예민한 사람들을 이해할 수 있고, 불안을 다루는 방법에 대한 책을 쓸 수 있다고 자신의 불안을 정당화하였다. 오히려 제대로 불안해 보자라고 불안을 부추기기까지 하였다. 피할 수 없다면 즐기자는 말일까.

찰리 채플린은 "인생은 가까이서 보면 비극이지만, 멀리서 보면 코미디"라는 유명한 말을 남겼다. 내 마음의 무대에서는 시시각각 무수한 생각과 감정들이 오고 간다. 그러한 생각과 감정들을 정상 아니면 비정상이라고 검열을 하느라 내면에 주의를 집중하며 살아가면 자신이 만든 감옥에 갇히게 될 수도 있다. 나의 무대가 아니라 타인의 무대를 관람한다고 여긴다면 마음에 등장하는 다채로운 '희노애락'의 감정들을 흥미롭게 바라볼 수 있을 것이다. 프로이드는 '정상적인 사람은 약간씩 비정상이기에 살짝 맛이 간 상태가 정상이다'라고 하였다. 요트도 약간 기울어져야 바다를 항해해 나가 목적지에 도달할 수 있다. 때론 평화롭지만 때론 불편하고 괴로운 마음은 삶의 항로를 지나가면서 만나게 되는 사람의 자연스러운 감정들이다. 정상이나 비정상이라는 잣대로 마음을 의식하고 살아가게 되면 긴장하고 소진될 수 밖에 없을 것이다.

불안 이야기를 마무리하며 나 또한 불안을 환대하자고 말하고 싶다. 그리고 불안한 나를 사랑하자고 말하고 싶다. 불안함에도 불구하고 삶을 사랑하고 살아가자고 말하고 싶다. 불안과 겨루어 불안이 사라지게 하는 대신 불안과 더불어 슬기롭게 살아가는 삶을 선택하자. 불안은 나의 다채로운 감정 중 하나의 감정이고, 불안한 시간은 나의 찬란한 삶의 시간 중 짧은 시간에 불과하니 불안한 감정과 씨름하고, 불안한 시간에 집중하기보다는 불안한 감정 외의 감정들, 불안한 시간 외의 찬란한 시간들에 마음을 모아 살아가기를 선택하자.

착각이 만들어낸 불안

# 불안장애

발행일 | 2024년 5월 10일

저 자 | 정문경

발행인 | 모흥숙

발행처 | 내하출판사
주 소 | 서울 용산구 한강대로 104 라길 3
전 화 | (02)775-3241~5
팩 스 | (02)775-3246

E-mail | naeha@naeha.co.kr
Homepage | www.naeha.co.kr

ISBN | 978-89-5717-571-2(03180)
정가 | 18,000원

• 이 저서는 2022년도 한세대학교 교내학술연구비 지원에 의하여 출판되었음